全国高等卫生职业教育创新技能型"十三五"规划教材

◆ 供护理、助产等相关专业使用

# 护理应用解剖学

HULI YINGYONG JIEPOUXUE

主　审　邹锦慧　陈晓霞
主　编　张海玲　黄拥军
副主编　陈宇清　谢　夏　杨　涛
编　委（以姓氏笔画为序）

朱景涛　肇庆医学高等专科学校
杨　涛　肇庆医学高等专科学校
张海玲　肇庆医学高等专科学校
陈玉芳　肇庆医学高等专科学校
陈宇清　肇庆医学高等专科学校
陈金锋　肇庆医学高等专科学校
郑二来　肇庆医学高等专科学校
黄拥军　清远职业技术学院
谢　夏　清远职业技术学院

编写秘书

陈金锋　肇庆医学高等专科学校

U0343115

华中科技大学出版社
http://www.hustp.com
中国·武汉

## 内容简介

本书是全国高等卫生职业教育创新技能型"十三五"规划教材。

本书共十章,内容主要包括绪论,皮肤解剖与护理技术,头部解剖与护理技术,颈部解剖与护理技术,胸腹部解剖与护理技术,盆部、会阴部解剖与护理技术,脊柱区解剖与护理技术,上肢解剖与护理技术,下肢解剖与护理技术,以及关节常用功能位及不适当体位。本书侧重人体解剖学基础知识,讲述局部结构的形态、位置及相互关系,注重与护理临床相结合,采用项目教学的方式,讲解护理操作技术中涉及的解剖学知识,便于学生掌握和应用。

本书可供高职高专护理、助产及相关专业学生使用。

**图书在版编目(CIP)数据**

护理应用解剖学/张海玲,黄拥军主编.—武汉:华中科技大学出版社,2018.6(2021.12重印)
全国高等卫生职业教育创新技能型"十三五"规划教材
ISBN 978-7-5680-4253-6

Ⅰ.①护…　Ⅱ.①张…　②黄…　Ⅲ.①护理学-高等职业教育-教材　②人体解剖学-高等职业教育-教材　Ⅳ.①R47　②R322

中国版本图书馆 CIP 数据核字(2018)第 130098 号

**护理应用解剖学**　　　　　　　　　　　　　　　　张海玲　黄拥军　主编
Huli Yingyong Jiepouxue

策划编辑:陆修文
责任编辑:罗　伟
封面设计:原色设计
责任校对:张会军
责任监印:周治超
出版发行:华中科技大学出版社(中国·武汉)　　电话:(027)81321913
　　　　　武汉市东湖新技术开发区华工科技园　　邮编:430223
录　　排:华中科技大学惠友文印中心
印　　刷:武汉市籍缘印刷厂
开　　本:787mm×1092mm　1/16
印　　张:8
字　　数:184千字
版　　次:2021 年 12 月第 1 版第 3 次印刷
定　　价:36.00 元

# 全国高等卫生职业教育创新技能型
# "十三五"规划教材编委会

# 总序

Zongxu

随着我国经济的持续发展和教育体系、结构的重大调整,职业教育办学思想、培养目标随之发生了重大变化,人们对职业教育的认识也发生了本质性的转变。我国已将发展职业教育作为重要的国家战略之一,高等职业教育成为高等教育的重要组成部分。作为高等职业教育重要组成部分的高等卫生职业教育也取得了长足的发展,为国家输送了大批高素质技能型、应用型医疗卫生人才。

为了全面落实职业教育规划纲要,贯彻《国务院关于加快发展现代职业教育的决定》《教育部关于深化职业教育教学改革全面提高人才培养质量的若干意见》等文件精神,体现"以服务为宗旨,以就业为导向,以能力为本位"的人才培养模式,积极落实高等卫生职业教育改革发展的最新成果,创新编写模式,满足"健康中国"对高素质创新技能型人才培养的需求,2017年8月在全国卫生职业教育教学指导委员会专家和部分高职高专院校领导的指导下,华中科技大学出版社组织全国30余所院校的近200位老师编写了本套全国高等卫生职业教育创新技能型"十三五"规划教材。

本套教材充分体现新一轮教学计划的特色,强调以就业为导向、以能力为本位、以岗位需求为标准的原则,按照技能型、服务型高素质劳动者的培养目标,遵循"三基"(基本理论、基本知识、基本技能)、"五性"(思想性、科学性、先进性、启发性、适用性)、"三特定"(特定目标、特定对象、特定限制)的编写原则,着重突出以下编写特点:

(1)密切结合最新的护理专业课程标准,紧密围绕执业资格标准和工作岗位需要,与护士执业资格考试相衔接。

(2)教材中加强对学生人文素质的培养,并将职业道德、人文素养教育贯穿培养全过程。

(3)教材规划定位于创新技能型教材,重视培养学生的创新、获取信息及终身学习的能力,实现高职教材的有机衔接与过渡作用,为中高职衔接、高职本科衔接的贯通人才培养通道做好准备。

(4)内容体系整体优化,注重相关教材内容的联系和衔接,避免遗漏和不必要的重复。编写队伍引入临床一线教师,力争实现教材内容与职业岗位能力要求相匹配。

(5)全套教材采用全新编写模式,以扫描二维码形式帮助老师及学生在移动终端共享优质配套网络资源,使用华中科技大学出版社提供的数字化平台将移动互联、网络增值、慕课等新的教学理念、教学技术和学习方式融入教材建设中,全面体现"以学生为中心"的教材开发理念。

本套教材得到了各院校的大力支持和高度关注,它将为新时期高等卫生职业教育的发展做出贡献。我们衷心希望这套教材能在相关课程的教学中发挥积极作用,并得到读者的青睐。我们也相信这套教材在使用过程中,通过教学实践的检验和实际问题的解决,能不断得到改进、完善和提高。

全国高等卫生职业教育创新技能型"十三五"规划教材
编写委员会

# 前言

Qianyan

现代职业教育体系包括中等职业教育和高等职业教育。《中国护理事业发展规划纲要(2011—2015年)》中提出,要优化护士队伍结构,增大大专层次护士比例,缩小中专层次护士比例。"三二分段"中高职教育、五年一贯制等教育方式为中职生提供了进一步学习的途径。

"护理应用解剖学"是在学习系统解剖学的基础上开设的一门连接基础与临床的桥梁型课程。既避免了与学生已学习的系统解剖学重复,又在系统解剖学的基础上强化了解剖学知识内容的应用,运用基础知识解决临床问题。本书在设计和内容上有以下特色:

1. 侧重人体解剖学基础知识。本书编写目的是运用解剖学知识内容为临床服务,因此在编写过程中,主要侧重人体解剖学基础知识,讲述局部结构的形态、位置及相互关系,临床知识则是与解剖学知识密切相关的知识,涉及较少,避免喧宾夺主。

2. 与护理临床相结合,采用项目教学的方式,讲述护理操作技术中涉及的解剖学知识,便于学生掌握和应用。

3. 培养学生的实际应用能力。本课程旨在运用基础知识指导护理临床工作,培养学生能够应用解剖学基础知识解决实际工作中遇到的问题,提高护理操作的准确性,减少和避免不必要的操作失误。

4. 激发学生的学习兴趣和积极性。本书增加了知识链接和拓展资源,既补充了教材内容,弥补了学生解剖学基础知识的遗忘内容,又增加了可读性,可帮助学生理解解剖学知识的临床应用。

在本书编写过程中得到了华中科技大学出版社有关领导的支持和指导,还得到了清远职业技术学院、肇庆医学高等专科学校及其他兄弟院校领导和同仁的大力支持,在此一并致谢。

由于作者水平有限,书中错误在所难免。因此,欢迎各位专家、学者和使用本教材的教师和学生提出宝贵的建议与具体的修改意见,同时特别征集适用于本教材的更精彩的图片。作者电子信箱:hailing0322@sina.com。

张海玲  黄拥军

# 目录
■■■ Mulu

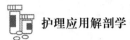

# 第一章
# 绪　论

## 学习目标

**掌握**：临床常用体表标志，主要器官体表投影，动脉压迫止血点。
**熟悉**：体表标志的临床应用，器官体表投影的临床应用。
**了解**：护理应用解剖的发展。

扫码看课件

# 第一节　概　　述

　　人体解剖与组织胚胎学是阐明人体组织器官的名称、形态、结构、位置及其相互关系和发展规律的一门学科，是护理学教育中重要的基础课程，为学习生理学、病理学等护理学基础课程和基础护理技术、内科护理学等护理课程奠定了基础，是学习基础医学和各护理学课程的先修课程。

　　1860年，南丁格尔在英国创建了世界上第一所护士学校，奠定了护理教育的基础。随着科技发展，护理学科发生了巨大变化。最初护理教育类同于医学教育，护理和医疗行为都围绕着疾病进行，以消除疾病为目标，护士是医师的助手。20世纪中期以来，护理成为一门专业，注重"以病人为中心"，护理教育开始摆脱医学教育模式。

　　著名解剖学家钟世镇院士提出了解剖学研究应与临床各学科相结合的倡议，促进了人体解剖学与各学科的融合。在临床护理工作中，不断出现的护理新技术、新业务、新设备在应用中的需求，与解剖学密切相关的技术操作中尚未解决的问题，促进了人体解剖学研究与临床护理的不断结合。

　　护理应用解剖学是将人体解剖学知识内容与护理临床相结合，以项目教学的方式，着重讲述临床常用护理操作技术中涉及的人体解剖学知识内容，为护理临床操作技术提供理论支持，帮助临床护士提高操作的成功率，避免不必要的损伤，提高临床护理效果。人体解剖学与护理临床的融合主要表现在以下几个方面。一是人体表面结构的应用，包括体表标志、体表投影，利用它们准确定位组织器官在体内的位置及其相互关系。二是与护理操作技能有关的人体解剖学知识内容。护理操作技能工作中最佳操作部位的选择有利于实施操作和提高操作的成功率,避免损伤毗邻的重要结构,使其具有安全性,如各种穿刺技术、注射技术、插管技术和急救技术等,描述其穿刺的人体结构层次、深度、角度和插管的深度等,以减少和避免操作失误和医疗事故。三是与生活护理有关的人体解剖学知识,包括体位与疾病康复和治疗的关系等。四是与护理评估有关的人体组织结构,运用人体解剖学知识解释和实施护理评估等。

临床护理工作是社会群体行为,护理工作者在工作中应牢固树立"以人为本""以病人为中心"的服务理念,将护理行为与提高病人的生活质量密切结合,加强人文关怀,提高护理工作的社会意义。

# 第二节 全身各部位重要体表标志

体表标志主要是指经体表可以看到或触摸到的骨性结构、肌肉轮廓或肌腱等结构。临床常用体表标志来定位体内器官的位置、神经血管的走行等,同时,位于体表的骨性隆起又多是压疮的好发部位,护理临床中应格外重视。

## 一、头部

**1. 枕外隆凸** 位于头后部最隆起的骨性突起。仰卧位时,为头部的着力部位。

**2. 乳突(图 1-1)** 位于外耳门后上方的骨性突起。侧卧位时,为头部的着力点。

**3. 颧弓(图 1-1)** 自外耳门向前至眶下缘方向触摸到的骨性结构,由颞骨的颧突和颧骨的颞突相互连接而成,直接位于皮下,全长均可摸到。侧卧位或俯卧位时,为头部的着力部位。

**4. 下颌角(图 1-1)** 下颌角是下颌支与下颌体移行的部位。侧卧位或俯卧位时,为头侧部的着力部位。

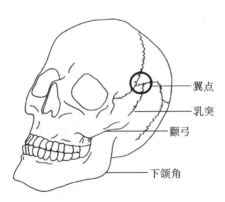

图 1-1 颅(前外侧面观)

**5. 翼点(图 1-1)** 额骨、顶骨、颞骨、蝶骨四骨的连接处,多呈"H"形,俗称"太阳穴"。翼点是颅骨最薄弱的部位,受外力打击时易发生骨折。翼点内面有脑膜中动脉前支穿行,翼点骨折时,常伴有该动脉的破裂出血,形成硬膜外血肿。

**6. 角膜**(图 1-2)　眼球壁纤维膜的前 1/6,无色透明,透过角膜可见虹膜和瞳孔。角膜无血管,但有丰富的神经末梢,感觉十分敏锐。用棉花轻触角膜,可引起双侧眼睑闭合,称角膜反射。

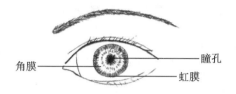

角膜　　　　　　　　　　　　瞳孔

　　　　　　　　　　　　　　虹膜

图 1-2　角膜和瞳孔

**知识链接**

角　膜

　　角膜为眼球壁纤维膜的前 1/6,无色透明,无血管和淋巴管,故透过角膜可见其后方的虹膜和瞳孔。角膜有丰富的神经末梢,感觉敏锐,临床可检查角膜反射。角膜略向前凸,有屈光作用。

**拓展资源**　　　　　　　散光

**拓展资源**　　　　　　　角膜移植

**7. 瞳孔**(图 1-2)　瞳孔为虹膜中央的圆孔,直径 2～3 mm,双侧等大等圆,对光反射灵敏。生理状态下,外界光线强时,瞳孔缩小;外界光线弱时,瞳孔开大,以此调节进入眼内的光线。临床上,瞳孔检查是临床体检的常规内容,瞳孔的大小、是否对称、是否等圆及对光反射的变化,对中枢神经系统病变的定位、病情判断和及时发现颅内压增高有重要意义。

### 瞳孔对光反射

光线照射瞳孔时,瞳孔缩小;移开光线,瞳孔放大,这种生理反应称为瞳孔对光反射。光线照射或移开光线时,双侧瞳孔同时发生变化,即对光反射是双侧的。照射侧称直接对光反射,对侧称间接对光反射。

**拓展资源**　　　瞳孔的异常大小

## 二、颈部

颈部的上界为下颌骨下缘、下颌角、乳突尖、上项线和枕外隆凸连线;下界为胸骨的颈静脉切迹、胸锁关节、锁骨上缘、肩峰至第7颈椎棘突的连线。

**1. 舌骨**　舌骨呈"U"形,其后方平对第3、4颈椎平面,在甲状软骨上方,颈部两侧可触及舌骨大角。

**2. 甲状软骨**(图1-3)　位于舌骨与环状软骨之间。甲状软骨前角上端向前突出称为喉结,成年男性尤为明显。甲状软骨上缘约平第4颈椎高度,为颈总动脉分叉处和颈丛神经皮支穿出部位,两侧平对胸锁乳突肌前缘中点。

### 甲状软骨前角

甲状软骨由左、右两块方形的甲状软骨板构成,两板在前方愈合形成前角,前角上端的隆起称为喉结,成年男性较为明显,是男性的第二性征之一。

**3. 环状软骨**(图1-3)　位于甲状软骨下方。环状软骨前端较窄称环状软骨弓,后端较宽称环状软骨板。环状软骨是颈部重要的体表标志:①喉与气管、咽与食管分界的标志;②平对第6颈椎横突,是颈总动脉压迫止血的定位标志;③急性喉梗阻时,环甲正中韧带穿刺的定位标志;④计数气管环的标志;⑤甲状腺触诊的标志。

**4. 第7颈椎棘突**　位于颈部后正中线上,其棘突特别长,低头时,极易看到或摸到。在仰卧位时为颈部的着力部位。

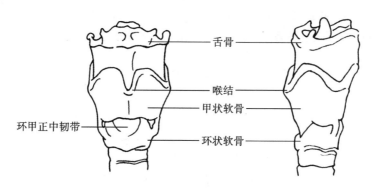

图 1-3 喉软骨及其连结

**5. 环甲正中韧带（图 1-3）** 环甲正中韧带是覆盖在甲状软骨下缘与环状软骨弓之间的结缔组织膜。急性喉梗阻时，可在此进行穿刺，刺破此膜进入声门下腔，缓解呼吸困难，解除窒息。

**6. 胸锁乳突肌（图 1-4）** 颈部重要的浅层肌肉，起于胸骨柄和锁骨内侧端，止于颞骨乳突。颈丛皮神经从胸锁乳突肌后缘中点穿出，此处是颈部皮肤浸润麻醉的部位。

知识链接 ⋯⋯⋯⋯⋯⋯⋯⋯⋯⋯⋯⋯⋯⋯⋯⋯⋯⋯⋯⋯⋯⋯⋯⋯⋯

### 胸锁乳突肌

胸锁乳突肌位置表浅，是重要的体表标志。头转向一侧时，可清楚地看到或触摸到对侧胸锁乳突肌的轮廓。

**7. 锁骨上小窝（图 1-4）** 胸锁乳突肌内、外两头分别起自胸骨柄和锁骨内侧端，其两头与锁骨之间的小窝称为锁骨上小窝。其内浅层有颈内静脉穿过。

**8.锁骨上大窝(图 1-4)** 锁骨中 1/3 上方的凹陷,窝内有锁骨上淋巴结,窝底可触及臂丛、第 1 肋和锁骨下动脉搏动。锁骨上臂丛阻滞麻醉在此进行,一般在锁骨中点上方 1~1.5 cm 处进针。

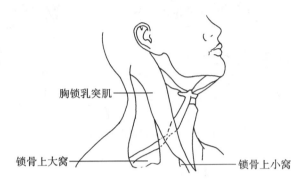

胸锁乳突肌

锁骨上大窝

锁骨上小窝

图 1-4 锁骨上大窝和锁骨上小窝

**9.胸骨上窝** 胸骨上窝为胸骨颈静脉切迹上方的凹陷。气管颈段在此处位置表浅,易于触摸,可用来检查气管是否偏移,也可在此施行低位气管切开。

**知识链接** - - - - - - - - - - - - - - - - - - - - - - - - - - ⊸

### 三 凹 征

气管异物、喉水肿、支气管哮喘发作等导致吸气性呼吸困难时,病人吸气时胸骨上窝、锁骨上窝、肋间隙出现明显凹陷,称三凹征。

### 三、胸部

胸部的上界为颈部的下界,下界顺剑胸结合向两侧沿肋弓、第 11 肋前缘、第 12 肋下缘至第 12 胸椎棘突,下界与腹部分界,两侧延伸至腋后线。

**1.颈静脉切迹(图 1-5)** 颈静脉切迹为胸骨柄上缘的弧形凹陷,是触诊气管的位置。

**2.胸骨角(图 1-5)** 胸骨角为胸骨柄与胸骨体相交处微向前的突起。胸骨角平对第 2 肋,向后平对第 4 胸椎,为左、右支气管分叉处。

**3.锁骨下窝(图 1-6)** 锁骨下窝为锁骨中外 1/3 交界处下方的凹陷。该窝深处有腋动脉、腋静脉和臂丛神经通过。

**4.肋与肋间隙(图 1-6)** 肋共 12 对,第 1~7 肋与胸骨相连接,称真肋;第 8~10 肋软骨依次与上位肋的肋软骨连接,称假肋;第 11、12 肋称浮肋。第 5~8 肋曲度大,在仰卧位、侧卧位时,为主要着力部位。肋与肋之间的缝隙称肋间隙,肋和肋间隙常用来作为胸腔脏器的定位标志。

**5.肋弓(图 1-6)** 第 8~10 肋软骨的前端借肋软骨连于上位肋的肋软骨,称为肋弓。肋弓常作为腹部触诊确定肝、脾位置的标志。

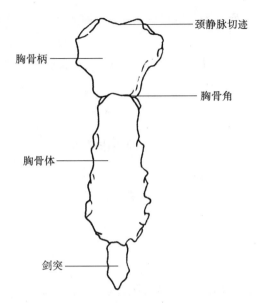

图 1-5 胸骨

颈静脉切迹

胸骨柄

胸骨角

胸骨体

剑突

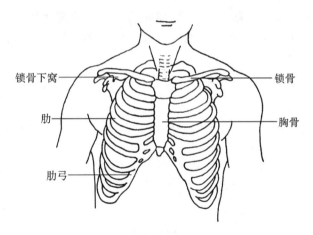

图 1-6 胸廓

锁骨下窝

锁骨

肋

胸骨

肋弓

**知识链接**

### 肝 脾 触 诊

肝脏大部分位于右季肋区,肝右叶下界平右肋弓。肝脏触诊时,右肋弓下不能触及正常肝脏。深呼吸时,由于膈肌上、下移动,肝脏随之上、下移动,有时可在右肋弓下触及上、下移动的肝脏。

脾脏位于左季肋区,平第9~11肋。生理情况下,在左肋弓下不能触及脾脏。脾肿大时,可超出左肋弓,甚至超过脐水平线或前正中线,此时,在相应的位置可触及肿大的脾脏。

**6. 胸椎棘突**　依次纵列于胸部后正中线上,均能摸到。在仰卧位时,各胸椎棘突处均为胸部的着力部位。

**7. 乳头**　男性乳头位于锁骨中线第 4 肋间隙,成年女性常不恒定。

**知识链接**

### 乳头的临床应用

男性乳头位于锁骨中线第 4 肋间隙,经男性乳头做垂线,即为锁骨中线,临床可用来简便定位。成年女性因为乳房的原因其位置常不恒定。

## 四、腹部

腹部的上界为胸部的下界,腹部下界为耻骨联合上缘、耻骨结节、腹股沟韧带、髂嵴与第 5 腰椎棘突连线,两侧延伸至腋后线。

**1. 髂嵴(图 1-7)**　髂嵴为髂骨的上缘,髂嵴前缘上方的突起称髂前上棘,有腹股沟韧带附着。髂嵴后缘上方的突起称髂后上棘,有骶结节韧带附着。两髂嵴最高点连线平对第 4 腰椎棘突,是腰椎穿刺的定位标志。

**2. 耻骨联合(图 1-7)**　由两侧耻骨联合面及其间的纤维软骨盘共同连接而形成,构成盆腔的前壁。

**3. 耻骨结节(图 1-7)**　耻骨结节为耻骨梳前方、耻骨联合外缘的突起,是腹股沟韧带的附着点之一。

**知识链接**

### 腹股沟韧带

腹股沟韧带是连于髂前上棘和耻骨结节之间的结缔组织,由腹外斜肌腱膜的下缘卷曲增厚而成,临床常用来作为下腹部定位的一个重要结构。

**4. 坐骨结节(图 1-7)**　坐骨结节为坐骨体与坐骨支移行处的粗糙隆起,是髋骨的最低点,坐位时盆部的主要着力部位,承受压力较大。其也是骶结节韧带的附着点之一。

## 五、背部

背部上自枕外隆突和上项线,下至尾骨尖;两侧自斜方肌前缘、三角肌后缘、腋后线、髂嵴后份、髂后上棘至尾骨尖。

**1. 肩胛骨下角(图 1-8)**　肩胛骨内、外侧缘在其下方的汇合处。双手自然下垂时,平对第 7 肋或第 7 肋间隙。

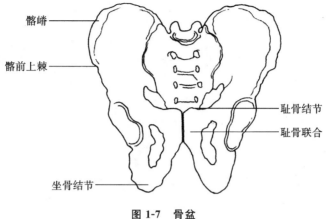

图 1-7 骨盆

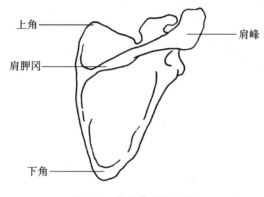

图 1-8 肩胛骨(后面观)

**知识链接**

**肩 胛 骨**

肩胛骨略呈三角形,其后面略上方的隆起称肩胛冈,肩胛冈外上方的最高处称肩峰,与锁骨外侧端相连。其内侧缘与上缘在上方的汇合处称上角,平对第 2 肋或第 2 肋间隙。

**2. 腰椎棘突** 腰椎棘突水平向后,末端圆钝,隆起于皮下,在腹部后正中线上可逐一摸到。

**3. 骶骨**(图 1-9) 骶骨背侧中间的隆起,称骶正中嵴,仰卧位时骶正中嵴为骨盆主要着力部位。

**4. 骶管裂孔和骶角**(图 1-9) 骶管下方的不规则开口称为骶管裂孔,骶管裂孔两侧的隆起称为骶角,体外易触及,是定位骶管裂孔的体表标志。

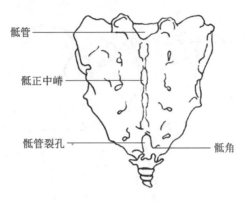

骶管

骶正中嵴

骶管裂孔 ———— 骶角

图 1-9 骶骨(后面观)

**知识链接**

**椎管与骶管**

　　椎管由椎骨的椎孔汇合而成,向上经枕骨大孔与颅腔相通,向下与骶管相通,其内容纳脊髓和脊神经根。

# 六、上肢

　　**1. 肩胛冈(图 1-8)**　肩胛冈为肩胛骨背面的横行隆起,体外易触及。仰卧位时,为肩部的主要着力部位。

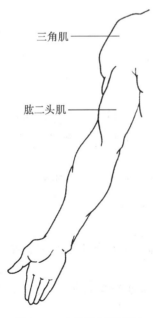

三角肌

肱二头肌

图 1-10 上肢肌(前面观)

　　**2. 肩峰(图 1-8)**　肩胛冈外侧端的突起为肩峰。侧卧位时,为肩部的主要着力部位,承受压力较大。

　　**3. 肱骨内、外上髁**　肱骨内、外上髁为肱骨下端内外侧的突起,在肘关节的两侧,体外易触及。侧卧位时,为肘部的主要着力部位。

　　**4. 鹰嘴**　鹰嘴为尺骨上端向后上方的突起。仰卧位时,为肘部的主要着力部位。

　　**5. 三角肌(图 1-10)**　起自锁骨外侧端、肩峰和肩胛冈,止于肱骨的三角肌粗隆,从前、外、后包绕肩关节,受腋神经支配。

　　**6. 肱二头肌(图 1-10)**　位于上臂前部,起于肩胛骨的盂上结节和喙突,止于桡骨粗隆,受肌皮神经支配。肱二头肌内侧的浅沟称肱二头肌内侧沟,肱动脉和正中神经沿此沟深面下行。临床常选择在上臂中下部肱二头肌内侧沟处测量血压。

　　**7. 腋窝**　位于肩关节下方,前壁由胸大肌下缘构成,后壁由大圆肌和背阔肌下缘构成,当上肢外展时,呈向上的穹隆形。其深面有腋动脉、腋静脉和臂丛神经通过。

**8. 肘窝** 位于肘关节前侧,上界为肱骨内、外上髁的连线,下外侧界为肱桡肌,下内侧界为旋前圆肌。肘窝内有肱二头肌肌腱,肌腱内侧可触及肱动脉搏动。

## 七、下肢

**1. 大转子(图 1-11)** 大转子为股骨上端向外上突出的粗糙骨性隆起。侧卧位,为下肢主要着力部位。

**2. 髌骨(图 1-11)** 位于膝关节前方明显的骨性突起,用示指和中指可清晰触摸其边界。俯卧位时,为膝关节处的主要着力部位。

**3. 股骨内、外侧髁(图 1-11)** 股骨下端两侧向下后突起的骨性膨大,侧卧位时为膝部的主要着力点。

**4. 内踝和外踝(图 1-11)** 胫骨下端形成内踝,腓骨下端形成外踝,分别位于踝关节的内侧和外侧,为明显粗大的骨性突起,体表易触及。侧卧位时,为踝部的主要着力部位。

**5. 跟骨结节(图 1-12)** 跟骨结节为足后端向后下的骨性突起,是站立时足跟的着力处。仰卧位时,为足部的主要着力部位。

**6. 第 5 跖骨粗隆** 位于第 5 跖骨底部外侧,侧卧位时,为足部主要着力部位。

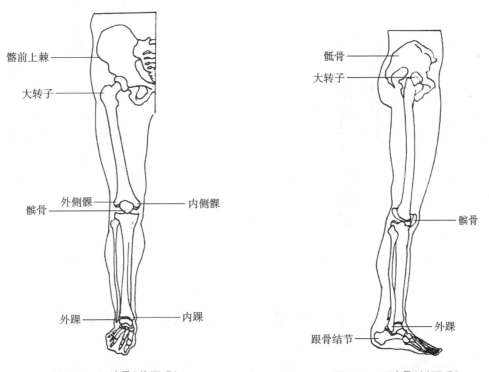

图 1-11 下肢骨(前面观)　　　　图 1-12 下肢骨(侧面观)

**7. 股四头肌和髌韧带(图 1-13)** 股四头肌是全身体积最大的骨骼肌。起端有 4 个头,分别为股直肌、股外侧肌、股内侧肌和股中间肌,四头会合附着于髌骨,向下移行为髌韧带,止于胫骨粗隆,受股神经支配。

拓展资源 ----------- 膝跳反射 ----------- ●

**8. 臀大肌（图 1-14）** 臀部最大的一块方形肌肉。起于骶骨背面和髂骨翼外面,止于股骨的臀肌粗隆。肌肉肥厚,是髋关节主要的伸肌,受臀下神经支配。

**9. 腘窝（图 1-14）** 位于膝关节后方的菱形凹陷。腘窝上外侧为股二头肌肌腱,上内侧为半膜肌与半腱肌,下内、外侧分别为腓肠肌内、外侧头。腘窝深面有腘动脉、腘静脉、胫神经等通过。

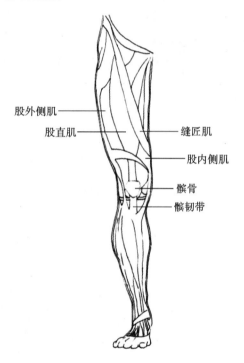

图 1-13　下肢肌（前面观）

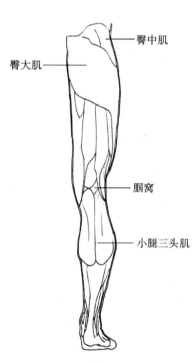

图 1-14　下肢肌（后面观）

# 第三节　全身主要脏器体表投影

## 一、肝及肝外胆道系统

肝是体内最大的消化腺,主要有分泌胆汁、参与物质代谢、合成储存糖原、解毒和防御等功能。肝脏分泌的胆汁由肝内小叶间胆管汇集成肝左、右管经肝门出肝,再经肝外胆道系统储存和运输。肝外胆道系统是指肝门以外的胆道系统,包括胆囊和输胆管道(肝左、右管,肝总管,胆囊管和胆总管)。

### (一)肝

肝位于膈肌下方,大部分位于右季肋区和腹上区,小部分位于左季肋区。肝的上界与膈穹隆一致,其最高点右侧在右锁骨中线与第 5 肋相交,左侧在左锁骨中线与第 5 肋间隙相交。成人肝下界的右侧与右肋弓一致,腹上区可达剑突下 3～5 cm(表 1-1)。7 岁以下的小儿,肝下界可超出右肋弓下缘 2 cm 以内。肝的位置可随呼吸运动而上、下移动。

表 1-1 肝脏的体表投影

|  | 右锁骨中线 | 正中线 | 左锁骨中线 |
|---|---|---|---|
| 肝上界 | 第 5 肋 | 胸骨体下缘 | 第 5 肋间隙 |
| 肝下界 | 右肋弓 | 剑突下 3～5 cm |  |

### (二)胆囊

胆囊位于胆囊窝内。胆囊大部分被肝脏覆盖,仅胆囊底露出于肝下缘,与腹前壁相贴。胆囊底的体表投影位于右锁骨中线与右肋弓的相交处。胆囊病变时,此处常出现明显压痛,临床上称墨菲征阳性。

## 二、肺与胸膜

肺位于胸腔内纵隔两侧,膈肌上方,左、右各一,是气体交换的场所。

### (一)肺尖

肺尖高出锁骨内侧 1/3 上方 2～3 cm,相当于第 7 颈椎棘突的高度。

### (二)肺下界

平静呼吸时,两肺的下界,在锁骨中线处与第 6 肋相交,在腋中线处与第 8 肋相交,在肩胛线处与第 10 肋相交,终于第 10 胸椎棘突的外侧。深呼吸时,两肺的下界均可向上、下移动 2～3 cm,称为肺缘移动度。

### (三)胸膜顶

胸膜顶是肋胸膜和纵隔胸膜向上的延续,伸向颈根部,覆盖于肺尖的上方,高出锁骨内侧 1/3 上方 2～3 cm。针灸或做臂丛神经麻醉时,应注意胸膜顶的位置,勿刺破胸膜顶造成气胸。

### (四)胸膜下界

胸膜下界即肋胸膜与膈胸膜的返折线,在锁骨中线与第 8 肋相交,在腋中线与第 10 肋相交,在肩胛线与第 11 肋相交,在脊柱旁平第 12 胸椎棘突高度(表 1-2)。

表 1-2 肺下界和胸膜下界的体表投影

|  | 锁骨中线 | 腋中线 | 肩胛线 | 后正中线 |
|---|---|---|---|---|
| 肺下缘 | 第 6 肋 | 第 8 肋 | 第 10 肋 | 第 10 胸椎棘突 |
| 胸膜下界 | 第 8 肋 | 第 10 肋 | 第 11 肋 | 第 12 胸椎棘突 |

### 三、心

#### (一)心的位置

心是血液循环的动力器官,周围裹以心包。心位于胸腔前下部的中纵隔内,约 2/3 位于正中线的左侧,约 1/3 位于正中线的右侧。心大部分被肺和胸膜所覆盖,只有左肺心切迹内侧和胸骨体下部左半与左侧第 4～6 肋软骨相邻,临床上心内注射多在胸骨左缘第 4 肋间进针,可不伤及肺和胸膜。

#### (二)心的体表投影

心的体表投影临床常用 4 点连线来确定(表 1-3),了解心的体表投影,对心脏疾病的诊断有重要的意义。

表 1-3　心的体表投影

| 投影点 | 投影位置 |
| --- | --- |
| 左上点 | 左侧第 2 肋软骨下缘、胸骨旁约 1.2 cm |
| 右上点 | 右侧第 3 肋软骨上缘、胸骨旁约 1.0 cm |
| 左下点 | 左侧第 5 肋间隙、锁骨中线内侧 1～2 cm |
| 右下点 | 右侧第 6 胸肋关节处 |

### 四、阑尾

阑尾位于盲肠后内下方,其根部连于盲肠后内侧壁,位置恒定。阑尾根部体表投影在脐与右髂前上棘连线的中、外 1/3 交点处,称麦氏点,急性阑尾炎时麦氏点可有明显压痛和反跳痛。

# 第四节　全身动脉压迫止血点

动脉多走行在身体屈侧或隐蔽安全的部位,相对位置较深,某些部位动脉位置比较表浅,可在此处触及动脉搏动。当动脉分布区域内出血而暂时又无条件进行止血时,可在其表浅处用手指或手掌压迫进行止血,故动脉的表浅处又可作为动脉的压迫止血点。

**知识链接**

#### 动脉压迫止血

动脉压迫止血是压迫动脉管壁,暂时性阻断动脉血流的一种方法。通常要将动脉压在邻近较硬的结构(多为骨)上,以防止受压结构塌陷,影响压迫止血效果。

**知识链接**

**动脉压迫止血点选择**

动脉发自心室,是运送血液离心的管道,其内血流离心流动。压迫止血时,要选择在出血部位的近心端进行压迫,以阻断其血液流动。

## 一、全身主要动脉搏动处和压迫止血点

### (一) 头颈部

**1. 颈总动脉** 左颈总动脉起自主动脉弓,右侧起自头臂干。颈总动脉行于胸锁乳突肌深面,沿气管和食管两侧上行,至甲状软骨上缘水平分为颈外动脉和颈内动脉。颈外动脉分布于颈部和头面部,颈内动脉进入颅腔,分布于脑和视器。

颈总动脉的体表投影为同侧胸锁关节与下颌角和乳突之间中点的连线。

在胸锁乳突肌中段的前缘处,颈总动脉位置较表浅,可摸到其搏动。在环状软骨平面,该动脉经过第 6 颈椎横突的前方。

颈总动脉压迫止血方法:一侧头面部出血时,可用拇指或其他四指沿胸锁乳突肌前缘,相当于环状软骨平面向后下压,可将颈总动脉压于第 6 颈椎横突上,即可达到止血目的(图1-15)。

**2. 面动脉** 面动脉在下颌角处由颈外动脉发出,向前行经下颌体深面,在咬肌前缘处跨过下颌缘至面部,经口角外侧向上,绕过鼻翼至眼内眦附近更名为内眦动脉。面动脉分布于面部软组织。在下颌缘处位置较表浅,可摸到其搏动。

面动脉压迫止血方法:当眼裂以下面部出血时,可用示指或拇指,在同侧下颌骨下缘、咬肌前缘处,将面动脉压向下颌骨,即可达到止血目的(图1-16)。

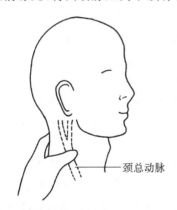

图 1-15 颈总动脉压迫止血

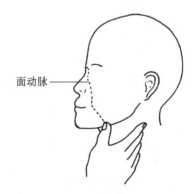

图 1-16 面动脉压迫止血

**3. 颞浅动脉** 颞浅动脉自颈外动脉分出经外耳门前方上行,在颧弓根上方分支分布于腮腺、颞部及颅顶。在外耳门前方、颧弓根部可摸到该动脉的搏动。

颞浅动脉压迫止血方法:当一侧头顶部或颞部出血时,可用示指或拇指在同侧外耳门

前方,压迫颞浅动脉至深面颞骨上,即可达到止血目的(图 1-17)。若仍不能止血,则可考虑指压双侧的颞浅动脉。

**4. 锁骨下动脉** 右侧锁骨下动脉发自头臂干,左侧发自主动脉弓。锁骨下动脉出胸廓上口后呈弓状向外走行,在颈根部行于锁骨后下方,至第 1 肋外侧缘进入腋窝,续为腋动脉。在锁骨上窝能摸到锁骨下动脉的搏动,其后下方为第 1 肋。

锁骨下动脉压迫止血方法:当上臂及肩部外伤出血时,常在同侧锁骨上窝处,将锁骨下动脉压向第 1 肋,即可进行止血(图 1-18)。

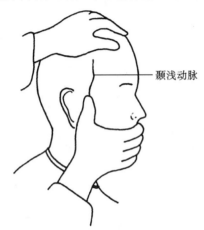

图 1-17 颞浅动脉压迫止血

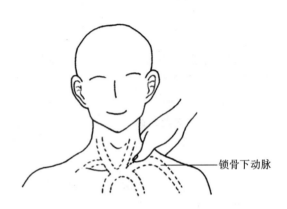

图 1-18 锁骨下动脉压迫止血

**(二)上肢**

**1. 肱动脉** 肱动脉上续于腋动脉,行于肱二头肌的内侧沟内,在桡骨颈水平分为尺动脉和桡动脉。肱动脉分支分布于上肢。在肱二头肌内侧可摸到肱动脉搏动,其后侧为肱骨。

肱动脉压迫止血方法:当前臂和手外伤出血时,可在肱二头肌内侧沟处用拇指或其他四指向外将肱动脉压于肱骨上,此处是重要的压迫止血点(图 1-19)。

**2. 桡动脉** 桡动脉为肱动脉的分支之一,行于前臂前群肌之间的外侧,其后外侧有桡骨。桡动脉分布于手,参与掌浅弓和掌深弓的构成。在腕横纹以上两横指处该动脉位置表浅,可触到其搏动。

**3. 尺动脉** 尺动脉为肱动脉的另一分支,行于前臂前群肌之间的内侧,其后方有尺骨。尺动脉分布于手,参与掌浅弓和掌深弓的构成。在腕横纹以上可摸到尺动脉搏动。

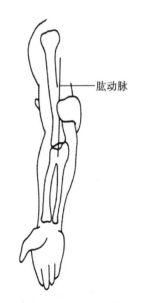

图 1-19 肱动脉压迫止血

桡动脉和尺动脉压迫止血方法:当手部出血时,自救方法:用健侧手拇指、示指在腕横纹稍上方,分别压迫内侧的尺动脉和外侧的桡动脉于尺骨和桡骨上,即可达到止血目的。若是互救时,用双手拇指分别压迫上述两点,也可达到止血目的(图1-20)。

**4. 指掌侧固有动脉** 在掌指关节附近,每一指掌侧总动脉分为两条指掌侧固有动脉,分别在除拇指外的其他四指的相对缘,沿手指掌侧缘行至手指末端,分布于除拇指外的其他四指。

指掌侧固有动脉压迫止血方法:当除拇指外的其他四指外伤出血时,不管是自救或互救,在指根部均用拇指与示指将两侧的指掌侧固有动脉压于近节指骨上,即可达到止血目的(图1-21)。

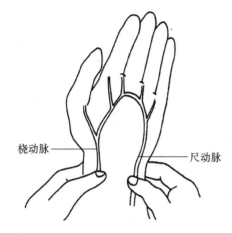

桡动脉 尺动脉

图 1-20 桡动脉和尺动脉压迫止血

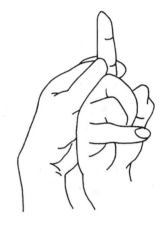

图 1-21 指掌侧固有动脉压迫止血

（三）下肢

**1. 股动脉** 股动脉为髂外动脉的延续,行于股三角内,为下肢动脉主干。股动脉在股三角内近腹股沟韧带处位置表浅,仅有皮肤和浅筋膜覆盖,可触及其搏动。

股动脉压迫止血方法:当下肢外伤出血时,如为自救,可用双手拇指重叠用力压在大腿根部腹股沟韧带中点稍下方的股动脉搏动点上(图1-22)。如为互救,则用双手掌重叠用力压迫上述股动脉搏动点,或在此处垫一硬物,用力屈曲髋关节,同样可以起到止血作用。

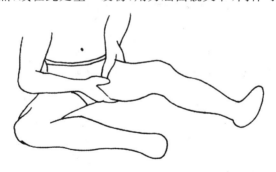

图 1-22 股动脉压迫止血

**2. 胫后动脉** 胫后动脉在小腿后群肌内下行,于内踝后方进入足底,分为足底内侧动脉和足底外侧动脉。在内踝和足跟之间位置较表浅。

胫后动脉的体表投影为腘窝中点至内踝与跟结节之间中点的连线。

**3. 足背动脉** 足背动脉在踝关节前续于胫前动脉,从内、外踝之间经踝关节前方的屈肌支持带深面下行进入足背,参与足底动脉弓的构成,分布于足背和足底。足背动脉位置较表浅,在内、外踝连线中点处可触及其搏动,其深面为足骨。

胫后动脉和足背动脉压迫止血方法：当足部外伤出血时，可用双手的示指或拇指，分别压迫内、外踝之间前方的足背动脉于足骨上，同时在足跟内侧与内踝之间将胫后动脉压于跟骨上，即可达到止血目的（图1-23）。

全身主要动脉的压迫止血方法见表1-4。

表1-4　全身主要动脉的压迫止血方法

|  | 动脉 | 压迫部位 | 压迫方法 |
|---|---|---|---|
| 头颈部 | 颈总动脉 | 胸锁乳突肌前缘，平环状软骨 | 将颈总动脉压向第6颈椎横突 |
|  | 面动脉 | 下颌骨下缘、咬肌前缘 | 将面动脉压向下颌骨 |
|  | 颞浅动脉 | 外耳门前上方、颧弓根部 | 将颞浅动脉压向颞骨 |
|  | 锁骨下动脉 | 锁骨上窝 | 将锁骨下动脉压向第1肋 |
| 上肢 | 肱动脉 | 肱二头肌内侧沟 | 将肱动脉压向肱骨 |
|  | 桡动脉 | 腕横纹以上两横指处 | 将桡动脉压向桡骨 |
|  | 尺动脉 | 腕横纹上 | 将尺动脉压向尺骨 |
|  | 指掌侧固有动脉 | 除拇指外的其他四指的相对缘 | 将指掌侧固有动脉压向近节指骨 |
| 下肢 | 股动脉 | 腹股沟韧带中点稍下方 | 将股动脉压向股骨 |
|  | 胫后动脉 | 内踝与足跟中点 | 将胫后动脉压向跟骨 |
|  | 足背动脉 | 内、外踝中点 | 将足背动脉压向足骨 |

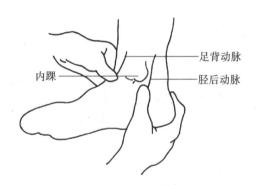

图1-23　胫后动脉和足背动脉压迫止血

## 二、对出血类别的判断

**1. 动脉出血**　血色鲜红，可呈喷射状，出血速度快。

**2. 静脉出血**　血色暗红，呈涌出状或徐徐外流，出血量虽然较多，但整体流速不及动脉快。

**3. 毛细血管出血**　血色多呈鲜红色，自伤口渐渐渗出，出血点不易查明。

## 三、指压止血的注意事项

（1）压迫部位要准确：当某一部位出血，要判断出血类别，若是动脉出血，则必须在出血点的近心端寻找位置较表浅的血管搏动处，进行压迫止血。

（2）被压迫的血管附近要有较硬的结构（多为骨），这样将血管压于较硬的结构上才能达到有效止血的目的。

（3）指压止血效果不佳时应辅以其他止血方法，在多数部位较大血管间有侧支循环，单纯指压时效果不太理想，这时应辅以其他止血方法，如局部加压包扎等。

（4）指压止血是暂时的救护方法，应积极创造条件，将指压止血方法改为其他更为持久的止血方法。

（5）尽量压迫较小血管止血，压迫血管的大小要与出血范围的大小相适应，在压迫较小血管止血有效时，尽量不压迫较大血管，如头皮出血，在压迫颞浅动脉止血有效时尽量不压迫颈总动脉。

（6）压迫颈总动脉止血时不可同时压迫左、右两侧的颈总动脉，以免因脑缺血导致严重的不良后果。

**知识链接**

### 压迫止血时间

压迫止血时，一般每隔 2 h 就要松开压迫部位，使受压血管的血供范围内重新有血液通过，以防受压血管的血供范围因长时间缺血导致局部组织坏死。

### 小 结

体表标志是可经体表看到或触摸到的结构，多为骨性或肌性结构，常用来定位人体深层组织结构。

人体器官的体表投影常用来判断组织器官在体内的位置。

动脉压迫止血点常用于短暂性止血。

### 能力检测

1. 熟悉人体各部位主要的体表标志。
2. 掌握人体重要器官的体表投影。
3. 掌握常用的压迫止血点。

（张海玲 郑二来）

扫码看答案

# 第二章
# 皮肤解剖与护理技术

**学习目标**

**掌握**:皮肤的结构,皮下组织的结构,不同体位压疮易发部位。
**熟悉**:皮肤的功能,皮下组织的功能,压疮的预防与护理。
**了解**:皮内注射术的注意事项。

扫码看课件

皮肤覆盖在人体表面,是人体面积最大的器官,由表皮和真皮构成,借皮下组织与深部组织相连。皮肤对机体起保护作用,可防止体内液体的丢失,抵御外来物质的入侵,通过排出汗液调节体温。皮肤内含有多种感受器,能感受痛、温、触、压等多种外界刺激。

## 第一节　皮内注射术

皮内注射是把极少量药物注入表皮与真皮之间。主要用于药物的过敏试验、预防接种,也是局部麻醉的先驱步骤。

### 一、解剖学基础

皮肤可分为表皮和真皮两层,借皮下组织与深部组织相连,皮肤内含毛发、皮脂腺、汗腺和指(趾)甲等附属器,还有丰富的血管、淋巴管和神经(图2-1)。

**(一)表皮**

表皮位于皮肤的浅层,由角化的复层扁平上皮构成。表皮不含血管和淋巴管,但含有丰富的神经末梢。表皮细胞分两大类:一类是角质形成细胞,细胞角化并可脱落;另一类为非角质形成细胞,散在于表皮深层的角质形成细胞之间。

**1. 角质形成细胞**　表皮结构从基底到表面可分为5层:基底层、棘层、颗粒层、透明层和角质层。

(1)基底层:附着在基膜上,为一层矮柱状或立方形细胞,称为基底细胞。基底细胞具

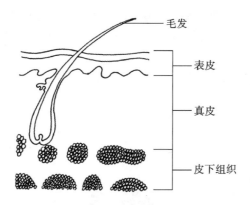

图 2-1 皮肤的结构

有活跃的分裂和增殖能力,可分化为其他各层细胞。基底细胞在皮肤创伤愈合中有再生修复作用,所以表皮损伤愈合后一般不留瘢痕。

（2）棘层:由 4～10 层多边形细胞组成,细胞向四周伸出许多细短突起,称棘细胞。

（3）颗粒层:由 2～3 层梭形细胞组成,细胞内含粗大的透明角质颗粒。

（4）透明层:由几层扁平的梭形细胞组成。细胞呈嗜酸性透明均质状,核和细胞器已消失。

（5）角质层:由多层扁平的角质细胞组成。角质细胞无细胞核和细胞器,是一些干硬的死亡细胞。胞质内充满嗜酸性的角蛋白,能吸收短波紫外线,防止体液丢失,对酸、碱及机械摩擦等有较强的抵抗力,是防止化学物质和微生物入侵的主要屏障。

表皮由基底层到角质层的变化,反映了角质形成细胞增殖、分化、迁移,逐渐分化为角质细胞并脱落的过程,使表皮各层得以不断更新。

**2. 非角质形成细胞** 黑素细胞是生成黑色素的细胞。胞体散在于基底细胞之间,胞质中有黑素体,内含酪氨酸酶,能将酪氨酸转化为黑色素。黑素体内出现黑色素后,改称黑素颗粒,被转移至邻近的基底细胞内。黑素颗粒的分布、大小、数量以及内含黑色素的多少,决定了不同种族和个体的肤色深浅。黑色素能吸收紫外线,可保护角质形成细胞免受辐射损伤。

**知识链接**

## 白 化 病

白化病是由于酪氨酸酶缺乏或功能减退引起的一种皮肤及附属器官黑色素缺乏或合成障碍所致的遗传性白斑病。这类病人通常是全身皮肤、毛发、眼睛缺乏黑色素,因此表现为眼睛视网膜无色素,虹膜和瞳孔呈现淡粉色,怕光,看东西时总是眯着眼睛。皮肤、眉毛、头发及其他体毛都呈白色或白里带黄。白化病属于家族遗传性疾病,为常染色体隐性遗传,常发生于近亲结婚的人群中。

（二）真皮

真皮位于表皮深面,由结缔组织组成,与皮下组织相连,可分为乳头层和网织层两层。

**1. 乳头层**　乳头层为紧靠表皮的薄层疏松结缔组织,它有许多乳头状突起突向表皮。乳头层内含丰富的毛细血管、游离神经末梢和触觉小体等。皮肤损伤伤及此层,可出现点状出血。

**2. 网织层**　网织层为乳头层深面较厚的致密结缔组织,含粗大的胶原纤维束交织成网,并有许多弹性纤维,使皮肤具有较强的韧性和弹性。网织层内还有较多血管、神经和淋巴管,深部常见毛囊、汗腺、皮脂腺和环层小体等结构。

**拓展资源** ......... 皮肤的过度扩张 .........

**知识链接** .........

痤 疮

痤疮是发生在毛囊、皮脂腺的慢性炎症性皮肤病,多发于青少年,青春期后往往自然减轻或痊愈。痤疮的发生主要与皮脂分泌过多、毛囊皮脂腺导管堵塞、细菌感染等因素相关。进入青春期后人体内雄激素特别是睾酮的水平迅速升高,促进皮脂腺发育并产生大量皮脂。同时毛囊皮脂腺导管的角化异常造成导管堵塞,皮脂排出障碍,细菌大量繁殖,形成痤疮。

## 二、护理应用要点

（一）注射部位

注射的目的不同,选择的部位也不同,用于皮肤过敏试验（简称皮试）时一般取前臂掌侧下段,因该处皮肤较薄,角化程度较低,且皮肤颜色较淡,易于注射和辨认局部反应;用于预防接种时,一般在三角肌下缘处。

（二）穿经层次

针头斜穿表皮至表皮与真皮乳头层之间。

（三）进针技术

**1. 皮肤消毒**　75％酒精棉签消毒注射部位皮肤,忌用碘酊消毒,以防脱碘不彻底或碘过敏影响观察局部反应。

**2. 进针角度**　左手绷紧局部皮肤,右手持注射器,针尖斜面向上与皮肤成5°~10°角刺入皮内（图2-2）,待针头斜面完全进入皮内后放平注射器,左手拇指固定针栓,右手轻推,注入药液。

**3. 注药观察** 皮内注射位置较浅,注射剂量较小,注射后,局部可见半球状隆起的皮丘,局部皮肤发白,毛孔变大。20 min 后观察皮试结果。

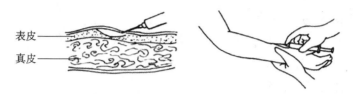

表皮——
真皮——

**图 2-2 皮内注射**

（四）注意事项

（1）表皮含丰富的神经末梢,对疼痛刺激敏感,而且针刺部位越接近皮肤表面,痛觉越明显,故进针和拔针时动作应迅速,以减少疼痛。

（2）皮内注射要求针尖刺入表皮和真皮之间,即从皮肤表面可透视到针尖斜面,若看不到则提示穿刺过深。

# 第二节 皮下注射术

皮下注射是指将少量药物注入皮下组织。常用于局部麻醉和预防接种,或需迅速达到药效但不能或不宜经口服给药时采用,如口服的胰岛素在胃肠道内易被消化酶破坏失去作用,皮下注射的胰岛素则可迅速被吸收。注射部位一般选择在三角肌下缘、股外侧和腹壁。

## 一、解剖学基础

皮下组织即浅筋膜,不属于皮肤的组成部分,但其纤维与真皮直接连接。皮下组织由疏松结缔组织和脂肪组织组成,除眼睑、乳头和男性生殖器等处的浅筋膜不含脂肪外,其余各部均含有不同厚度的脂肪。皮下组织的厚度随年龄、性别及部位不同而有差别,随着年龄的增长,皮下组织逐渐增多。

皮下组织内有丰富的血管、淋巴管和神经等。皮下组织可保持体温、缓冲机械压力和储存能量。

腹壁皮下组织与身体其他部位皮下组织相续,脂肪组织的厚度因人而异,可有较大差别。脐平面以下浅筋膜分为两层,浅层富含脂肪组织,向下与股部的浅筋膜相续,深层为富含弹性纤维的膜样层,在中线处附着于白线,向下终于股部深筋膜。腹壁浅筋膜内有丰富的腹壁浅动脉、浅静脉、浅淋巴管和皮神经,临床常用作胰岛素注射的部位。

## 二、护理应用要点

（一）注射部位

注射部位一般选择皮下组织中大血管少、神经末梢不丰富、皮下组织疏松的部位,便于注射,吸收快。多选择在上臂外侧三角肌下缘处,及前臂外侧、腹壁及股外侧等处。腹壁因其方便操作常被选用作胰岛素注射部位。

（二）穿经层次

针尖穿经表皮、真皮达浅筋膜。

（三）进针技术与注意事项

针尖斜面向上使针与皮肤成 30°~40°夹角,斜行刺入皮下组织(图 2-3),进针深度一般为针梗的 1/2~2/3,回抽无血时方可注入药液。因真皮结构致密,故进针时阻力较大,穿过真皮后又有阻力突然减小的感觉。

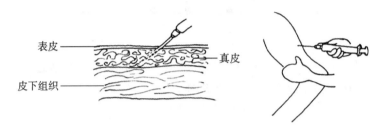

图 2-3　皮下注射

（四）注意事项

(1) 进针角度不可超过 45°,以防刺入肌层;注射亦不可过浅,以防注入皮内。

(2) 皮下组织含丰富的血管,为防止药液直接注入血管,故进针后应回抽活塞,无回血后方可注入药物。

(3) 选择注射部位时应注意避开炎症、肿胀及瘢痕等部位,以免影响药物吸收。长期注射者需定期更换注射部位,以防局部产生硬结。

# 第三节　压疮的预防与护理

压疮是由于身体局部长期受压、摩擦,软组织缺血、缺氧、血液循环及营养障碍而导致的组织溃烂甚至坏死的一种疾病。压疮多为其他疾病的伴发症,多由原发病护理不当而产生,若得不到及时治疗,则可能继发感染、败血症,甚至导致死亡。

## 一、解剖学基础

（一）皮肤和肌肉的结构

皮肤由表皮和真皮组成(详见皮内注射术)。

骨骼肌多通过肌腱连于骨,一般至少跨过一个关节。骨的形态多样,骨表面的突起、结节、膨大多为肌腱、韧带的附着处,其表面的软组织较其他部位相对较薄。如果长期受压,易引起肌肉血液循环障碍,甚至变性、坏死,导致压疮。

（二）不同体位易受压部位

不同体位易受压部位见表 2-1、图 2-4。

表 2-1 不同体位易受压部位

| 体位 | 易受压部位 |
| --- | --- |
| 仰卧位 | 枕外隆凸、肋骨、肩胛冈、鹰嘴、第 2～10 胸椎的棘突、髂后上棘、骶正中嵴、跟骨结节等 |
| 侧卧位 | 颧弓、耳廓，下颌角，肩峰，肱骨外上髁，肋骨，髂嵴，大转子，股骨内、外侧髁，内、外踝，第 5 跖骨粗隆等 |
| 俯卧位 | 颧弓、下颌角、肩峰、髂前上棘、耻骨联合、髌骨等 |
| 半卧位 | 枕外隆凸、肩胛冈、鹰嘴、髂后上棘、骶正中嵴、尾骨、坐骨结节、跟骨结节等 |
| 坐位 | 肩胛冈、骶骨、坐骨结节、腘窝、跟骨等 |

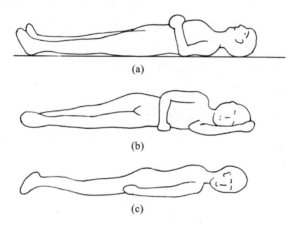

图 2-4 不同体位易受压部位

拓展资源 ----------- 压疮的产生因素

## 二、护理应用要点

通过精心、科学的护理,绝大多数的压疮是可以预防的,尤其是长期卧床和行动不便的病人更要提前预防和精心护理。

(1) 长期卧床病人要勤翻身、勤按摩、勤擦洗、勤更换,补充营养,交班时要详细交接局部皮肤情况及护理措施。

(2) 可在骨性突起部位垫软垫、海绵、水褥等支撑身体,定时翻身,一般 2 h 翻身一次,必要时可 1 h 翻身一次。

(3) 使用石膏、夹板、牵引等病人,绑束不可太紧,衬垫要平整、松软适度,注意观察局部皮肤和肢端皮肤颜色。

（4）保持皮肤清洁、干燥，避免潮湿、摩擦、排泄物等刺激。温水擦浴、按摩，促进局部血液循环。

（5）增加营养，进高蛋白食物。

## 小 结

皮内注射是将少量药液注入表皮与真皮之间。注射部位常选取前臂掌侧下部，进针时针尖斜面向上与皮肤成 5°～10°角刺入，注射后局部可见半球形隆起的皮丘。

皮下注射是将少量药物注入皮下组织。注射部位一般选择在臂外侧三角肌下缘处，及前臂外侧、腹壁、背部及股外侧等处，进针角度为针与皮肤成 30°～40°角，快速刺入皮下，进针深度一般为针柄的 1/2～2/3，回抽无血注入药液。

压疮是指局部组织长时间受压，血液循环障碍，持续缺血、缺氧而致软组织溃烂和坏死。骨性突出部位是压疮的好发部位。压疮要提前预防、精心护理。

## 能力检测

1. 皮肤有哪些结构？

2. 皮内注射、皮下注射有哪些常用注射部位？

3. 不同体位时，哪些部位易受压？

（谢 夏 黄拥军）

扫码看答案

# 第三章
# 头部解剖与护理技术

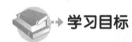 **学习目标**

扫码看课件

**掌握**：头皮静脉的组成，口腔的结构，鼻腔的结构，鼻旁窦的组成，泪道的组成。

**熟悉**：口腔护理的擦洗顺序，鼻旁窦的结构特点，鼻腔滴药的操作方法，泪道冲洗的操作方法。

**了解**：额顶枕区软组织的层次和结构特点。

头部下方与颈部相连，其分界线为下颌骨下缘、下颌角、乳突、上项线和枕外隆凸的连线。

## 第一节　头皮静脉穿刺术

静脉穿刺术主要用于静脉注射、静脉输液、输血及静脉采血，是临床护理中最常用的操作技术。

### 一、解剖学基础

#### （一）额顶枕区软组织层次

覆盖于额顶枕区的软组织，由浅入深可分为5层：皮肤、浅筋膜（皮下组织）、帽状腱膜及枕额肌、腱膜下疏松结缔组织和颅骨外膜。其中浅部的3层紧密愈着不易分离，临床常将此3层合称为"头皮"。

**1. 皮肤**　此区内皮肤厚而致密，有大量的毛囊、汗腺、皮脂腺，容易发生疖痈和皮脂腺囊肿。血管和淋巴管也极为丰富，外伤时易出血，但创口易于修复。

**2. 浅筋膜**　由致密结缔组织和脂肪组织构成。致密结缔组织形成许多纵向走行的纤维小隔，使皮肤和帽状腱膜紧密相连，并将脂肪组织分隔成无数小格，血管和神经穿行其中。纤维小隔与血管壁相连,因此,创伤后血管断端不易回缩闭合,出血较多,常需压迫或缝合止血。浅筋膜感染时,炎症渗出物不易扩散,早期即可压迫神经末梢引起剧烈疼痛。

**知识链接** ------------------------------

### 头皮撕裂伤

头皮撕裂伤是最常见的头部损伤。由于浅筋膜中致密结缔组织的固定作用,其内的血管保持敞开状态,即使当头皮撕裂时亦是如此,加之此处血管丰富,吻合支多,因此伤后伤口出血较多,若不及时止血(如压迫、缝合止血),病人可能会因出血过多而死亡。

3. **帽状腱膜及枕额肌** 帽状腱膜坚韧致密,前后分别与枕额肌额腹和枕腹相连,两侧续于颞筋膜浅层。头皮横断、伤及帽状腱膜时,由于枕额肌的收缩,致伤口裂开较大。缝合头皮时,需仔细缝合帽状腱膜,减少皮肤张力,有利于止血和伤口的愈合。

4. **腱膜下疏松结缔组织** 头皮借此层与颅骨外膜疏松结合,头皮撕脱伤多自此层分离。

5. **颅骨外膜** 由致密结缔组织构成,借少量疏松结缔组织与颅骨表面相连,易剥离。于骨缝处结合紧密,不易分离。

#### (二) 颅顶的浅静脉

颅顶的浅静脉分前、后两组,前组主要有滑车上静脉、眶上静脉和颞浅静脉,后组主要有耳后静脉和枕静脉(图 3-1)。

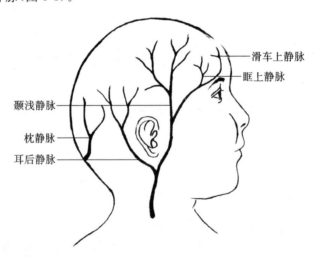

图 3-1 头皮静脉

1. **滑车上静脉** 起于额部静脉网,沿中线附近在浅筋膜内下降,走行至眼内眦与鼻根之间和同侧的眶上静脉汇合形成内眦静脉。滑车上静脉远端有交通支与颞浅静脉的额支相连。

**2. 眶上静脉** 在滑车上静脉的外侧,起于眼上方的浅静脉网,与颞浅静脉额支有交通支相连,该静脉沿眶上缘向内下行走,在内眦附近与滑车上静脉汇合,形成内眦静脉。

**3. 颞浅静脉** 起自颅顶及颞区的浅静脉网,在颞窝颧弓根部稍上方,由前、后两支汇合而成。前支与眶上静脉、滑车上静脉相交通,后支与枕静脉和耳后静脉相交通。颞浅静脉伴随颞浅动脉经过耳屏前方,在浅筋膜内下降,穿入腮腺,与上颌静脉汇合成下颌后静脉。

### 知识链接

#### 婴幼儿头皮静脉穿刺

婴幼儿静脉输液多选择头皮静脉穿刺,主要因为:①婴幼儿头皮脂肪组织较少,位于浅筋膜中的浅静脉体表暴露较明显,而且静脉位置固定,穿刺时不易滑脱;②方便患儿的肢体活动及护理。

## 二、护理应用要点

### (一) 穿刺部位

临床中婴幼儿的静脉输液多选用滑车上静脉、眶上静脉和颞浅静脉。

### (二) 穿经层次

颅顶静脉位于浅筋膜内,位置表浅,故只需穿过皮肤、浅筋膜和静脉壁即进入静脉管腔内。

### (三) 注意事项

(1) 由于头皮静脉被固定在皮下组织的纤维隔内,管壁回缩能力差,故穿刺完毕后要压迫局部片刻,以免出血形成皮下血肿。

(2) 头皮静脉与颅内静脉有交通,应注意无菌操作。

(3) 穿刺时,应注意区分动、静脉。如误入动脉,则液体不滴或滴注不畅,回血呈冲击状,迅速见局部皮肤呈树枝状苍白。此时应立即拔针,压迫局部,防止出血形成皮下血肿。

(4) 婴幼儿皮肤薄嫩,输液结束揭取胶布时应小心,避免皮肤损伤。

# 第二节　口腔护理

人体口腔中存有大量的正常菌群和致病菌群,正常人可通过饮水、进食、刷牙、漱口等活动减少和消除致病菌的危害。如果人体处在疾病状态或机体抵抗力下降,口腔内的细菌大量繁殖,可导致口腔菌群失调甚至出现口腔疾病。口腔护理可保持口腔清洁、湿润,预防口腔感染,增进食欲。

## 一、解剖学基础

口腔是消化管的起始部,前经口裂通外界,后经咽峡与咽相续。前壁为上、下唇,两侧为颊,上壁为腭,下壁为口腔底(图3-2)。口腔以上、下牙弓为界分为口腔前庭和固有口腔。上、下牙列咬合时,口腔前庭可经第三磨牙后方的间隙与固有口腔相通。临床上急救插管、灌药可在第三磨牙后方的间隙内进行。

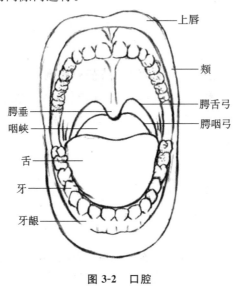

图 3-2　口腔

### (一) 口唇与颊

口唇分为上唇和下唇,两唇围成口裂,两侧相交处为口角,从鼻翼两旁至口角两侧各有一浅沟,称鼻唇沟,上唇两侧借鼻唇沟与颊分界。上唇前面正中有一纵行浅沟称为人中。昏迷病人急救时可在此处进行指压或针刺。

颊位于口腔两侧,构成口腔的侧壁。

### (二) 腭与舌

腭是口腔上壁,前2/3为硬腭,后1/3为软腭。硬腭为骨腭,表面覆以黏膜。软腭后份斜向后下称腭帆,腭帆中央有向下突出的腭垂。腭垂两侧各有两条黏膜皱襞,前方的称腭舌弓,后方的称腭咽弓。腭舌弓与腭咽弓之间的凹陷称扁桃体窝。腭垂,左、右腭舌弓及舌根共同围成咽峡,是口腔和咽的分界线。舌位于口腔底,被覆黏膜,具有协助咀嚼、搅拌、吞咽食物及感受味觉和辅助发音等功能。

### 知识链接

#### 舌　肌

舌肌为骨骼肌,分舌内肌和舌外肌。舌内肌起止均在舌内,收缩时可改变舌的外形;舌外肌起自舌外止于舌内,收缩时可改变舌的位置,以颏舌肌最为重要。舌内、外肌协调活动,不但能使舌改变形状,而且能使舌灵活运动。

**知识链接**

### 昏迷病人舌后坠的处理

意识丧失或深度昏迷的病人，易出现舌后坠阻塞气道。此时应：①将病人置于侧卧位，使其低头，舌因重力作用垂向前侧方；②托起病人下颌，使下颌前移，病人头向后仰，由于颏舌肌附于下颌骨，当下颌前移时，可将舌拉向前方。

**拓展资源**　　　　舌乳头

### （三）牙

人一生中先后长有两副牙，即乳牙和恒牙。根据形态和功能，乳牙分为乳切牙、乳尖牙和乳磨牙三类，共 20 颗。恒牙分为切牙、尖牙、前磨牙和磨牙四类，28～32 颗。临床上常以被检者的方位为准，以"＋"划分 4 区表示左、右侧及上、下颌的牙位，并以罗马数字Ⅰ～Ⅴ表示乳牙，每个区域 5 个，共 20 个，用阿拉伯数字 1～8 表示恒牙，每个区域 8 个，共 32 个。每个牙可分牙冠、牙颈和牙根三部分。露于口腔的部分称牙冠，嵌于牙槽内的称牙根，牙冠与牙根交界部分称牙颈。牙冠按其与邻近结构的接触关系，可分为颊（唇）面、腭（舌）面、颌面（咬合面）、近中面、远中面。

**知识链接**

### 牙周组织

牙周组织包括牙周膜、牙槽骨和牙龈三部分。牙周膜是介于牙槽骨与牙根之间的致密结缔组织；牙龈包被牙颈，并与牙槽骨的骨膜紧密相连，血管丰富。牙周组织对牙起支持、固定和保护作用，如牙周组织发炎，可导致牙齿松动、脱落。老年人牙龈萎缩，牙齿松动、脱落，俗称"老掉牙"。

**拓展资源**　　　　牙的形态与构造

## 二、护理应用要点

### （一）常用口腔护理溶液

口腔护理时，根据不同情况，选择不同的护理溶液。常用的为生理盐水，主要作用是清洁、预防感染。其他常用口腔护理液及其适应证见表 3-1。

表 3-1　常用口腔护理液及其适应证

| 口腔护理液 | 护理效果 | 适应证 |
|---|---|---|
| 0.02%洗必泰溶液，0.02%呋喃西林溶液 | 广谱抗菌 | 口腔感染者 |
| 1%～3%过氧化氢溶液 | 去腐生新 | 口腔黏膜溃烂、坏死者 |
| 1%～4%碳酸氢钠溶液 | 抗真菌 | 真菌感染者 |

### （二）操作方法

口腔护理时，应按照一定的顺序进行。棉球蘸护理液，用弯血管钳夹持。首先湿润口唇、口角，观察口腔黏膜有无出血、溃烂。嘱病人自然咬合上、下牙齿，用压舌板轻轻撑开一侧颊部，用弯血管钳夹含护理液的棉球由磨牙向切牙纵向擦洗，然后嘱病人张口，依次擦洗一侧牙齿上内侧面、上咬合面、下内侧面、下咬合面，再弧形擦洗颊部，同法擦洗另一侧；最后擦洗舌面及硬腭部。口腔的各面都应擦到。

### （三）注意事项

（1）擦洗时，动作要轻柔，防止碰伤口腔黏膜。

（2）昏迷病人禁忌漱口，防止液体进入气管造成窒息。使用张口器时，应从臼齿处放入。

（3）擦洗时，每个部位一个棉球，擦洗前和擦洗后都要清查棉球数量，防止遗留在口腔。

# 第三节　吸　氧　法

吸氧法是临床常用的护理操作，通过给病人吸入氧气提高动脉血氧分压（$PaO_2$）和动脉血氧饱和度（$SaO_2$），增加动脉血氧含量（$CaO_2$），纠正各种原因造成的缺氧状态，促进组织的新陈代谢，维持机体生命活动。临床常用面罩给氧法和鼻导管给氧法。

## 一、解剖学基础

### （一）鼻腔

鼻由骨和软骨围成，被鼻中隔分为左、右两半，内面被覆黏膜和皮肤。鼻中隔位置往往偏向一侧，鼻插管时，应尽量选择鼻腔较大的一侧。鼻腔向前下借鼻孔与外界相通，向后经鼻后孔通鼻咽部。每侧鼻腔分鼻前庭和固有鼻腔。临床所称鼻腔指固有鼻腔。鼻腔外侧壁上有三个鼻甲突向鼻腔，分别称为上鼻甲、中鼻甲和下鼻甲。各鼻甲的下方分别为上鼻道、中鼻道和下鼻道(图 3-3)。

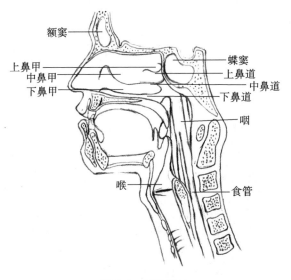

图 3-3 呼吸系统

**知识链接** - - - - - - - - - - - - - - - - - - - - - - - - - - - - - - - - - - ●

### 鼻黏膜的功能

鼻黏膜按生理功能分为嗅区和呼吸区。嗅区位于上鼻甲内侧面和与其相对的鼻中隔以上的黏膜,呈苍白色,内含有嗅细胞,有嗅觉功能。呼吸区为除嗅区以外的黏膜部分,呈淡红色,内含有丰富的血管、黏液腺和纤毛,对吸入的空气起加温、湿润及净化的作用。

● - - - - - - - - - - - - - - - - - - - - - - - - - - - - - - - -

**拓展资源** - - - - - - - - - 鼻 腔 易 出 血 区 - - - - - - - - - - - - - - - - ●

(二)咽

咽为前后略扁的漏斗状肌性管道,上起颅底,下至第 6 颈椎下缘续于食管,是呼吸道和消化道的共同通道。咽的前壁不完整,以软腭和会厌上缘平面为界,分为鼻咽、口咽和喉咽三部分,分别与鼻腔、口腔和喉腔相通(图 3-3)。

咽壁肌层由咽缩肌和咽提肌相互交织而成。咽缩肌收缩时,将食团推挤入食管;咽提肌收缩,使咽上提协助吞咽和封闭喉口。

咽的感觉神经来自舌咽神经的分支,对刺激的反应极为敏感。

## 二、护理应用要点

### (一)参考体位

卧位或坐位。

### (二)插管长度

鼻导管吸氧法的插管长度为鼻尖至耳垂长度的2/3。

### (三)氧到达脑的途径

吸氧时氧到达脑的途径如图3-4所示。

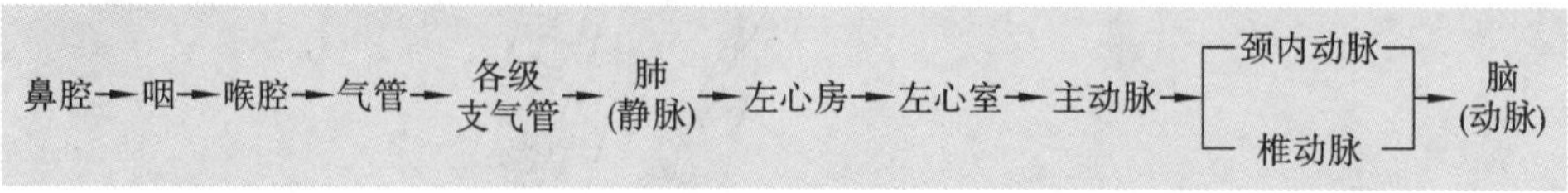

鼻腔→咽→喉腔→气管→各级支气管→肺(静脉)→左心房→左心室→主动脉→[颈内动脉/椎动脉]→脑(动脉)

**图3-4 吸氧时氧到达脑的途径**

### (四)注意事项

(1)鼻导管吸氧时操作应温柔,避免损伤鼻腔黏膜。

(2)使用氧时,应先根据病人缺氧程度调节流量后使用,以免大量氧气进入呼吸道,损伤肺组织。

(3)吸氧时,氧浓度不可过高,时间不可过长,否则可能出现氧疗副作用。

# 第四节 吸 痰 法

吸痰法是通过负压吸引的方式,经口、鼻或人工气道吸除呼吸道分泌物,保持呼吸道通畅的一种方法,适用于不能自主或无力自主咳痰的病人,防止痰液积聚或误吸入气管,发生吸入性肺炎或窒息。临床上主要用于年老体弱、危重、昏迷、麻醉未清醒等各种原因引起的不能有效咳嗽者。

## 一、解剖学基础

同吸氧法的解剖学基础。

## 二、护理应用要点

### (一)参考体位

去枕平卧,头转向操作者。如口腔吸痰有困难,也可选择由鼻腔吸引。

### (二)操作顺序

由浅入深,先吸口咽部,再吸深部。吸痰动作要轻柔、迅速,左右旋转,吸尽痰液。

（三）注意事项

（1）颅底骨折病人，忌从鼻腔插管吸痰。

（2）气管插管或气管切开者，由插管处或套管内吸痰，需严格无菌操作，动作轻柔，防止损伤鼻腔或口腔黏膜。

（3）吸痰插管时不可用负压，每次吸痰时间应少于 15 s。

# 第五节　鼻腔滴药法

鼻腔滴药法是将药液自鼻腔滴入，达到抗菌消炎、收敛、湿润、改善引流等目的的一种方法，常用于检查或治疗鼻腔、鼻窦、中耳及一些全身性的疾病，是耳鼻喉科常用的治疗技术。

## 一、解剖学基础

### （一）鼻腔

鼻腔的解剖学基础详见吸氧法的解剖学基础。

鼻腔黏膜按其功能分为呼吸区和嗅区。呼吸区的黏膜呈淡红色，上皮为假复层纤毛柱状上皮，固有层含有丰富的血管而呈淡红色，有较好的药物吸收作用。鼻腔向后可经鼻后孔、咽峡通口腔，或经鼻后孔、咽通食管。

### （二）鼻旁窦

鼻旁窦是含气颅骨内的空腔，因其位于鼻腔周围。鼻旁窦包括额窦、上颌窦、筛窦和蝶窦（图 3-3），均位于同名颅骨内，筛窦又可分为前、中、后三群。额窦、上颌窦、筛窦前群和中群开口于中鼻道；筛窦后群开口于上鼻道；蝶窦开口于蝶筛隐窝。由于鼻旁窦黏膜与鼻腔黏膜相延续，故鼻腔炎症易蔓延至鼻旁窦导致鼻窦炎。

**知识链接**

#### 鼻　窦　炎

鼻窦炎又称鼻旁窦炎，是鼻旁窦的炎症，以上颌窦炎最为常见。上颌窦是鼻旁窦中最大的一对，开口位置高于窦底，分泌物不易排出，炎症不易愈合。同时，上颌窦底邻近上颌磨牙牙根，此处骨质菲薄，牙根感染常会波及上颌窦，引起牙源性上颌窦炎。上呼吸道感染（感冒）常会诱发鼻窦炎，故鼻窦炎的预防关键是预防感冒。

## 二、护理应用要点

### （一）参考体位

鼻腔滴药时，病人体位直接影响到滴药效果。因鼻腔底部向后下倾斜，若站位或坐位滴药,药液会直接流入咽部,影响药物吸收和发挥作用,因此,要针对滴药方法对病人进行指导。临床常用体位如下。

**1. 仰卧垂头位(图 3-5)** 病人仰卧,肩下垫枕,使头后仰或将头悬于床缘,使头部与身体垂直,鼻孔向上。此姿势使鼻腔顶端处于较低位,滴入的药物到达上鼻道与中鼻道,有效作用于鼻腔外侧壁黏膜和鼻旁窦,适用于后组鼻窦炎、鼻炎及鼻腔手术黏膜表面麻醉的病人。

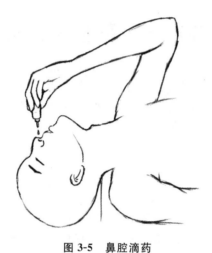

图 3-5 鼻腔滴药

**2. 侧头位** 病人卧向患侧,肩下垫枕,头偏向患侧并略下垂,适用于病变位于鼻腔外侧壁的前组鼻窦炎病人。当病变位于鼻中隔处时,病人应侧卧向健侧。

（二）操作方法

病人选择合适的体位,用滴管在鼻孔稍上方将药液滴入 3～5 滴,滴后轻捏鼻翼,使药液在鼻黏膜表面分布均匀,保持 3～5 min。

（三）注意事项

（1）注意药瓶口、滴鼻口等不可插入鼻孔或碰及鼻毛,以防污染。

（2）确保正确的体位,防止滴鼻药经鼻腔底流入咽。

（3）体质虚弱或高血压病人,宜采取侧头位。

# 第六节 泪道冲洗术

泪道冲洗术是通过将液体注入泪道疏通泪道阻塞或检查泪道有无阻塞的操作方法,既可作为诊断技术,又可作为治疗方法。常用于:检查泪道有无狭窄或阻塞;清除泪囊内分泌物,注入药物,治疗慢性泪囊炎;内眼手术前的常规冲洗。

## 一、解剖学基础

泪道包括泪点、泪小管、泪囊和鼻泪管(图 3-6)。

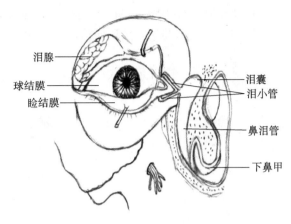

图 3-6　泪器

泪点上、下各一,是上、下睑缘内眦端顶部隆起的小孔,是泪小管的入口。

泪小管有上、下两条,位于眼睑皮下,起自泪点,均先垂直走行,然后水平行向内侧连于泪囊。

泪囊位于眼眶内侧壁泪囊窝内,上端为盲端,下端移行为鼻泪管。眼轮匝肌的肌纤维包绕泪囊和泪小管,可收缩和扩张泪囊,促使泪液排出。

鼻泪管上连于泪囊,下端开口于下鼻道。

**拓展资源** - - - - - - - - - - - - 结膜 - - - - - - - - - - - - - - -

**知识链接** - - - - - - - - - - - - - - - - - - - - - - - - - - - - - - - - - - -

### 鼻泪管阻塞

鼻腔黏膜与鼻泪管黏膜相互延续,鼻腔炎症时,炎症可向上蔓延至鼻泪管。鼻泪管下口闭塞,泪液引流不畅,即会经眼眶溢出,故上呼吸道感染时常会有流泪的现象。

## 二、护理应用要点

### (一)参考体位

坐位或卧位,头稍后仰并固定。选择合适的泪道冲洗针,在眼内眦部将针头插入泪点。

### (二)操作方法

左手拇指或示指在病人眼内眦部拉开下眼睑,右手持注射器将针头垂直插入泪点 1~

1.5 mm,然后转动90°,针头的长轴平行于睑缘,针尖朝向鼻侧,沿泪小管缓慢进入5~6 mm(图 3-7),触达骨壁后稍退1~2 mm,嘱病人头稍向前倾,缓慢推注液体。

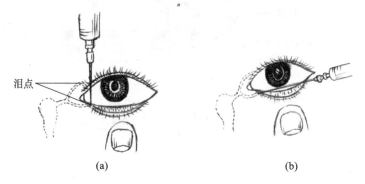

泪点

(a)                    (b)

图 3-7　泪道冲洗

（三）注意事项

（1）推注液体时,用力要适当,观察冲洗液是否从鼻孔流出,根据流出量判断泪道的通畅情况。

（2）如推注时有阻力,或者液体从另一侧泪小管流出,表示泪道阻塞。此时不可强行推进,避免刺破泪道壁。

（3）冲洗时,如发现皮下肿胀,应立即停止冲洗。

**知识链接**

### 泪道通畅情况分析

泪道冲洗时,应根据不同情况分析泪道的通畅情况:①冲洗液能通畅地由鼻孔或咽部流出,表明泪道通畅。②冲洗液部分由鼻孔或咽部流出,部分由上泪点溢出,表明泪道部分阻塞,如鼻泪管狭窄等。③冲洗液全部由上泪点溢出,为鼻泪管阻塞。④冲洗液由泪点原位溢出,表明泪小管或泪总管阻塞。⑤上、下泪点有大量黏液或脓液流出,为慢性泪囊炎。

 小　结

头皮静脉穿刺常用于儿科的输液、输血和静脉给药治疗。穿刺多选用滑车上静脉、眶上静脉和颞浅静脉。

口腔护理是采用恰当的口腔护理液,按照一定的擦洗顺序为病人清洁口腔。擦洗口唇、口角、口腔前庭、颊、牙的各个面、舌面、硬腭,口腔的各面都应擦到。

吸氧法通过给病人吸入氧气提高动脉血氧饱和度,增加动脉血氧含量,纠正病人缺氧状态。可采用面罩吸氧和鼻导管吸氧。

吸痰法是通过负压吸引的方式,经口、鼻或人工气道吸除呼吸道分泌物,保持呼吸道通畅,预防吸入性肺炎。吸痰时由浅及深,动作应轻柔、迅速。

鼻腔滴药是将药液自鼻腔滴入,用于检查或治疗鼻腔、鼻窦、中耳及全身性的某些疾病。常用体位有仰卧垂头位和侧头位。

泪道冲洗是将液体注入泪道以疏通或检查其不同部位阻塞情况的操作方法。泪道包括泪点、泪小管、泪囊和鼻泪管。

## 能力检测

1. 头皮静脉穿刺术常选用哪些静脉?
2. 口腔内有哪些结构?
3. 额窦、上颌窦、筛窦和蝶窦的开口位置分别在哪里?
4. 泪道有哪几个组成部分?

（谢　夏　陈金锋）

扫码看答案

# 第四章
# 颈部解剖与护理技术

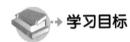 **学习目标**

扫码看课件

**掌握**:环甲膜的解剖位置,呼吸道轴线,颈外静脉、颈内静脉、锁骨下静脉的行程及体表投影。

**熟悉**:喉的结构,颈外静脉、颈内静脉、锁骨下静脉的毗邻。

**了解**:颈部相关护理技术的意义。

颈部上端与头部相连,上界为下颌骨下缘、下颌角、乳突、上项线和枕外隆凸的连线。下端与胸部和上肢相连,下界为胸骨颈静脉切迹、胸锁关节、锁骨上缘和肩峰与第7颈椎棘突的连线。

# 第一节　环甲膜穿刺术

环甲膜穿刺术是将穿刺针穿过环甲正中韧带,刺入声门下腔的一项气道开放技术。主要用于咽喉部发生急性阻塞而出现窒息,同时又不具备气管切开条件的病人,为抢救病人生命,可先行环甲膜穿刺或切开。

**知识链接**

### 急性呼吸道阻塞

呼吸道阻塞分为急性呼吸道阻塞和慢性呼吸道阻塞。急性呼吸道阻塞是突然发生的呼吸道阻塞,又分为完全呼吸道阻塞和部分呼吸道阻塞。前者使氧气的供应完全中断,如未能采取紧急救治措施,病人将很快因窒息死亡。后者虽然还有一定的气体流通,但很有可能发展为前者,这是由气管黏膜受异物刺激后分泌大量液体,或黏膜肿胀以及阻塞物(如花生米、黄豆等)膨胀所致。因此无论是完全还是部分呼吸道阻塞,病人都可能有生命危险,必须立即采取紧急措施消除阻塞。

## 一、解剖学基础

### (一)喉的软骨

喉由软骨形成支架,借关节、韧带与肌肉相连,内衬黏膜构成(图4-1)。

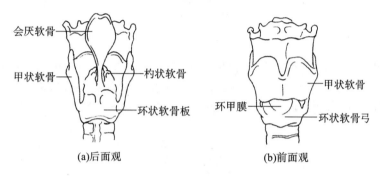

(a)后面观　　　(b)前面观

**图 4-1　喉软骨及环甲膜**

**1. 甲状软骨**　甲状软骨是喉软骨中最大的一块,由左、右两个方形软骨板构成,两软骨板前缘互相融合形成前角,前角上端突出明显,称为喉结。

**2. 环状软骨**　形似戒指的圆环状,前面较窄,称环状软骨弓;后面较宽,称环状软骨板。上邻甲状软骨,下接气管。环状软骨是喉软骨中唯一完整的软骨环,对维持呼吸道通畅有重要作用。

**3. 会厌软骨**　形似树叶状,上宽下窄,下端以韧带附着于甲状软骨前角后面。

**4. 杓状软骨**　成对的三棱锥形软骨,坐落于环状软骨板的上缘,前方与声韧带相连。

### (二)弹性圆锥

弹性圆锥是连于甲状软骨与环状软骨、杓状软骨之间的弹性纤维膜,上窄下宽。弹性圆锥上缘游离增厚,紧张于甲状软骨前角内面与杓状软骨之间,形成声韧带,是声带的结构基础。

### 知识链接

#### 声带与声襞

声韧带连同声带肌及覆盖于其表面的喉黏膜一起,称为声带,是发声的主要结构。声带在喉腔内形成的黏膜皱襞,称声襞,两声襞间的裂隙称声门裂,为喉腔最窄的部位。

### (三)环甲膜

环甲膜是弹性圆锥的一部分,位于甲状软骨下缘与环状软骨弓上缘之间,其前方有皮肤及浅、深筋膜覆盖(图 4-1)。

### (四) 喉腔

喉腔的侧壁上有上、下两对呈矢状位的黏膜皱襞,上方的一对称前庭襞,活体呈鲜红色,下方的一对称声襞,呈白色(图 4-2)。两侧前庭襞之间的裂隙称前庭裂,两侧声襞之间的裂隙称声门裂,声门裂是喉腔最狭窄的部位。声门裂至上颌切牙的距离为 13～15 cm。

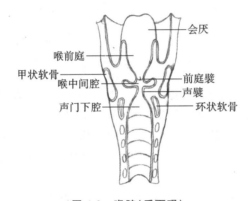

图 4-2 喉腔(后面观)

喉腔借前庭襞和声襞分为三部分。喉口至前庭襞之间的部分称喉前庭;前庭襞与声襞之间的部分称为喉中间腔;声襞以下的部分称为声门下腔。

知识链接 ⋯⋯⋯⋯⋯⋯⋯⋯⋯⋯⋯⋯⋯ ○

### 声门下腔

声门下腔黏膜下组织疏松,出现炎症等各种刺激时,易发生水肿。声门下腔水肿时,可阻塞其上的声门裂,引起呼吸道阻塞,此时应行环甲膜穿刺或气管切开,解除阻塞。

环甲膜参与构成声门下腔的前壁,因此,声门裂及其以上的呼吸道阻塞均可行环甲膜穿刺,以解除呼吸道急性阻塞,如花生米、豆类等进入呼吸道卡在声门裂所致的阻塞。

## 二、护理应用要点

### (一) 参考体位与穿刺部位

病人取平卧位,头后仰。穿刺部位取颈前正中线,甲状软骨下缘与环状软骨弓上缘之间的凹陷处。

**（二）穿经层次**

依次经过皮肤、浅筋膜、深筋膜、环甲膜、喉黏膜下层、喉黏膜进入声门下腔。

**（三）操作方法**

拉紧并固定颈部皮肤，在颈前触及甲状软骨，沿甲状软骨前角向下，触摸甲状软骨与环状软骨弓之间的凹陷，其深面即为环甲膜。针头垂直刺入环甲膜，当有落空感、回抽有空气时，表明已穿刺入声门下腔。

**（四）注意事项**

（1）穿刺动作不可过猛，以免穿透喉腔。

（2）穿刺部位定位要准确，穿刺方向与气管长轴垂直，防止针尖向上损伤声带。

（3）穿刺定位在两软骨之间，防止损伤喉软骨，尤其是环状软骨。

**知识链接**

### 海姆立克急救法

海姆立克急救法是由美国胸外科医生海姆立克发明的，在喉腔异物梗阻时，利用肺部残留气体，形成气流冲出异物的急救方法。

用于急救成人：①抢救者站在病人背后，用两手臂环绕病人腰部；②一手握拳，将拳头的拇指一侧放在病人的胸廓下和脐上的腹部；③另一只手抓住拳头，快速向上重击、压迫病人的腹部；④重复以上手法，直到异物排出。

用于成人自救：①可采用上述用于急救成人4个步骤的后3个步骤；②或稍稍弯下腰，靠在一固定的水平物体上（如桌子边缘、椅背、扶手栏杆等），以物体边缘压迫上腹部，快速向上冲击；③重复以上手法，直至异物排出。

用于急救3岁以下小儿：①抱起孩子，一只手捏住小儿颧骨两侧，手臂贴着孩子的前胸，另一只手拖住孩子后颈部，让其面朝下，趴在抢救者膝盖上；②在小儿背上拍1～5次，观察小儿是否将异物吐出。如果上述操作异物仍未出来，则：①把孩子翻过来，躺在坚硬的地面或床板上；②抢救者跪下或立于其足侧，或取坐位，并使小儿骑在抢救者的两大腿上，面朝前；③抢救者以两手的中指和示指，放在患儿胸廓下和脐上的腹部，快速向上重击压迫，但要很轻柔；④重复以上手法，直至异物排出。

# 第二节　气管插管术

气管插管术是借助喉镜将导管由口腔或鼻腔经咽、喉腔插入气管内的一项技术，主要适用于昏迷或呼吸道阻塞病人的抢救、吸痰及人工呼吸、加压给氧等。

## 一、解剖学基础

### （一）插管经过结构

**1. 口腔** 详见口腔护理的解剖学基础。

#### 颞下颌关节

颞下颌关节由下颌骨的下颌头与颞骨的下颌窝及其前方的关节结节构成，还有一个纤维软骨性关节盘将关节腔分为上、下两部分。气管插管时，当插管向下压迫张大口腔时，下颌头易向前滑到关节结节上，进入前方的颞下窝而发生关节脱位，故插管切忌用力过猛。

**2. 鼻** 鼻由骨和软骨围成，被鼻中隔分为左、右两半，内面被覆黏膜和皮肤。鼻中隔位置往往稍偏向一侧，插鼻管时，应尽量选择鼻腔较大的一侧。

**3. 咽** 咽是消化道和呼吸道的共同通道，分为鼻咽、口咽、喉咽三部分。

**4. 喉** 喉腔的入口称为喉口（图 4-2），朝向后上方，喉口前方有会厌，吞咽时，会厌盖住喉口，阻止食物进入喉腔。喉口前部较狭窄，后部较宽，且不在一平面上，当仰卧时喉口由后向前倾斜，使气管插管时难以进入声门，容易进入食管。

拓展资源 - - - - - - - - - 喉口 - - - - - - - - -

喉腔的侧壁上有上、下两对呈矢状位的黏膜皱襞，上方的一对称前庭襞，活体呈鲜红色，下方的一对称声襞，呈白色。两侧前庭襞之间的裂隙称前庭裂，两侧声襞之间的裂隙称声门裂，是喉腔最狭窄的地方。声门裂至上颌切牙的距离为 13～15 cm。

### （二）上呼吸道轴线

上呼吸道轴线是指从口腔经咽、喉至气管这一通道的中轴线。在自然仰卧姿势下，这一轴线并不是一直线，口腔轴线（Ⅰ）与咽腔轴线（Ⅱ）互成直角，咽腔轴线和喉腔轴线（Ⅲ）之间的夹角为 35°。当头尽力后仰时三条轴线几乎可重叠为一条直线（图 4-3）。

## 二、护理应用要点

### （一）参考体位

病人取仰卧位，头尽量后仰，使口、咽、气管基本重叠于一条轴线上（图 4-3）。

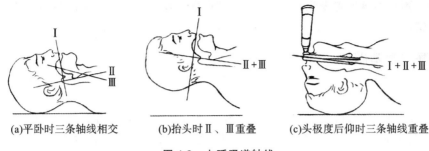

(a)平卧时三条轴线相交　　(b)抬头时Ⅱ、Ⅲ重叠　　(c)头极度后仰时三条轴线重叠

**图 4-3　上呼吸道轴线**

（二）操作方法

**1. 经口插管**　操作者站在病人头侧，一手打开病人口腔，另一手持喉镜顺舌面插入，喉镜达咽部，可见腭垂。继续将喉镜伸入至舌根，上提喉镜，可见会厌边缘。继续伸入至声门，暴露声门(图 4-4)。暴露声门后，持气管导管对准声门轻柔插入，插入声门约 1 cm，拔出导管芯，将导管继续插入气管，插入深度为 22～24 cm，放入牙垫，退出喉镜，固定导管和牙垫。

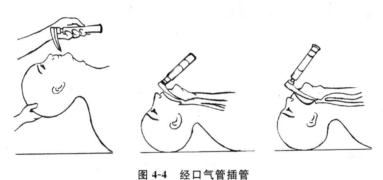

**图 4-4　经口气管插管**

**2. 经鼻插管**　选择合适的鼻孔，在导管头涂润滑剂，将导管与面部呈垂直方向插入鼻孔，沿下鼻道轻轻插入鼻后孔至咽，插入导管深度相当于鼻翼至耳垂长度时，再使用喉镜暴露声门，将导管继续深入，插入声门。余同经口插管。

（三）注意事项

（1）呼吸困难或呼吸停止的病人，插管前先行吸氧或人工呼吸，以免插管增加病人缺氧时间影响抢救。

（2）确认导管插入气管后，用听诊器听两肺呼吸音，对比两肺呼吸音。如呼吸音不对称，可能为导管插入过深，可将导管适当后退。

# 第三节　颈外静脉穿刺与怒张

颈外静脉穿刺是经颈外静脉穿刺采血或输液的一种护理技术。颈外静脉位置表浅，临床常用于周围静脉使用困难的病人或 3 岁以下婴幼儿的静脉采血或输液，也可用于测量中心静脉压。颈外静脉位置表浅,临床亦可通过观察颈外静脉的充盈情况判断人体心功能及血液循环情况。

## 一、解剖学基础

### (一)颈外静脉的起始及行程

颈外静脉由下颌后静脉后支和耳后静脉在下颌角附近汇合而成。颈外静脉自下颌角处,在胸锁乳突肌表面斜行下降至锁骨上三角,经前斜角肌外侧、锁骨中点上方约 2.5 cm处,穿颈深筋膜浅层注入锁骨下静脉或静脉角。注入处有静脉瓣,但不能完全阻止血液反流。当上腔静脉回流受阻时,在体表可见颈外静脉充盈轮廓,称颈外静脉怒张。

颈外静脉管壁与周围的颈深筋膜结合紧密,当静脉壁受损破裂时,不能及时塌陷而易致气体进入,引起栓塞。颈外静脉接受头皮、面部及部分深层组织的静脉回流。

颈外静脉的体表投影,相当于同侧下颌角与锁骨中点的连线。

### (二)颈外静脉的血液流向

颈外静脉由下颌后静脉后支、枕静脉和耳后静脉等在下颌角处汇合而成,在锁骨上方穿深筋膜注入锁骨下静脉。同侧的锁骨下静脉和颈内静脉在胸锁关节后方汇合为头臂静脉,两侧头臂静脉在右侧第 1 胸肋关节后方汇合为上腔静脉,上腔静脉沿升主动脉右侧垂直下行,至右侧第 3 胸肋关节下缘处注入右心房。右心房经右房室口通右心室,右心室发出肺动脉,分布至肺(图 4-5)。

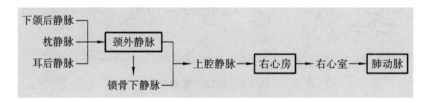

图 4-5　颈外静脉的血液流向

生理情况下颈外静脉常不显露,平卧时可稍见充盈,充盈的水平仅限于锁骨上缘至下颌角距离的下 2/3 以内。若坐位或 45°半卧位时静脉充盈度超过正常水平,称颈静脉怒张。当上腔静脉阻塞、右心衰竭、肺动脉高压等因素导致中心静脉压升高,颈外静脉回流不畅时,可见颈外静脉怒张。

**知识链接** ·······························•

#### 颈外静脉监测

颈外静脉是右心房的压力计,它可以反映右心房压力变化及容量变化。静脉注射时,药液可通过静脉汇入上、下腔静脉,最终汇入右心房。静脉输液速度过快时,大量的药液短时间内汇入右心房,心脏不能及时将其完全泵出,可能会诱发右心衰竭。此时,颈外静脉回流不畅,可见其怒张,临床可用颈外静脉怒张监测输液速度。由于右侧颈外静脉较左侧颈外静脉为短,并且为上腔静脉的直接延续,所以右侧颈外静脉较左侧更能反映右心房的压力变化。

## 二、护理应用要点

### (一) 参考体位
病人取仰卧位,肩下垫枕,头偏向穿刺部位对侧,并尽量后仰,充分暴露穿刺部位。

### (二) 穿刺部位
下颌角与锁骨中点上缘连线上 1/3 处,颈外静脉外侧缘(图 4-6)。

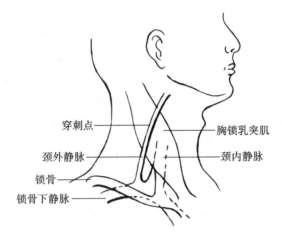

**图 4-6 颈外静脉穿刺定位**

### (三) 穿经层次
颈外静脉位置表浅,穿刺针穿经皮肤、浅筋膜和颈阔肌,即达到颈外静脉。

### (四) 操作方法
操作者站于病人头端,持注射器沿血管向心脏方向刺入,见回血时抽取血液。如无回血,可稍后退后回抽。

### (五) 注意事项
(1) 颈外静脉位置表浅,管径较大,压迫其近心端,静脉充盈明显,更易穿刺。

(2) 颈外静脉表面的皮肤较薄,易于移动,不易固定,婴幼儿常用其进行穿刺抽血,通常不用作穿刺输液,但也可将其用作静脉穿刺置管。

(3) 颈外静脉位于胸锁乳突肌上部的浅面,附近没有重要的神经血管经过,但下方有锁骨后方的胸膜与肺,穿刺针过低易伤及胸膜与肺。

## 第四节 颈内静脉穿刺置管术

颈内静脉穿刺置管术是指在静脉穿刺的基础上,插管进行全胃肠外高能营养疗法,以及大出血病人迅速输入大量液体、进行中心静脉压测定、建立体外循环等的一种护理技术。因头皮及四肢静脉塌陷或管壁硬化穿刺不易成功者,也可选择颈内静脉穿刺置管。

### 一、解剖学基础

（一）颈内静脉的起始和行程

**1. 颈内静脉** 颈内静脉于颅底颈静脉孔处续于乙状窦,在颈动脉鞘内沿颈内动脉和颈总动脉外侧下降,至胸锁关节后方与锁骨下静脉汇合成头臂静脉。

**2. 颈内静脉的体表投影** 乳突尖和下颌角连线中点至胸锁关节中点的连线。

（二）颈内静脉的分段与毗邻

**1. 颈内静脉的分段** 颈内静脉全长可分为 3 段。甲状软骨上缘以上为上段,上段的外径约 1.2 cm。上段颈总动脉与颈内静脉相距较近,有部分重叠,颈动脉窦位置变化较大,故上段不宜穿刺。甲状软骨上缘至肩胛舌骨肌中间腱越过其前方处为中段,位于胸锁乳突肌的下部,中段的外径约 1.4 cm。肩胛舌骨肌中间腱水平以下至静脉角处为下段,位于锁骨上小窝内,下段的外径约 1.5 cm。下段位于胸锁乳突肌两头与锁骨上缘形成的锁骨上小窝内,表面标志清楚。

**2. 颈内静脉的毗邻** 颈内静脉全部行于颈动脉鞘内,鞘内还有颈内动脉与颈总动脉及迷走神经。在颈动脉鞘的上部,颈内静脉居后外侧,颈内动脉居其前内侧,迷走神经行于二者之间的后内方;在鞘的下部,颈内静脉位于前外侧,颈总动脉仅次于后内侧,两者之间的后外方有迷走神经。

颈内静脉的上段行于颈动脉三角处,其前方覆盖皮肤、颈阔肌,后方为椎前筋膜及其深层的椎前肌。

拓展资源 ---------------------- 颈动脉三角 ----------------------

颈内静脉的中段位于胸锁乳突肌的深面,在胸锁乳突肌前缘中点处,颈内静脉位于胸锁乳突肌前缘的后内侧。

颈内静脉下段位于锁骨上小窝内,其表面仅覆盖皮肤、浅筋膜和颈阔肌,后方为椎前筋膜及其深层的椎前肌。

### 二、护理应用要点

（一）穿刺部位

颈内静脉穿刺置管一般多选用右侧颈内静脉穿刺置管。

**右侧颈内静脉穿刺置管**

临床多选右侧颈内静脉穿刺置管,因为:①右侧颈内静脉直径较左侧略粗;②右侧颈内静脉与颈总动脉之间多有间隙,而左侧颈内静脉和颈总动脉之间重叠较多;③右侧颈内静脉与右头臂静脉几乎成一条直线,并且头臂静脉较短;而左侧颈内静脉与左头臂静脉之间的夹角较大,左头臂静脉也较长;④右头臂静脉与上腔静脉之间的夹角较小,而左头臂静脉与上腔静脉之间的夹角较大。由此可见右侧颈内静脉与右头臂静脉、上腔静脉几乎为一直线,因此至上腔静脉的距离也较短。

●-----------------------------

颈内静脉穿刺可选择颈内静脉中段和下段进行穿刺。颈内静脉中段穿刺时,可选胸锁乳突肌前缘中点贴胸锁乳突肌前缘进针(图 4-7(a)),颈内静脉下段穿刺时,可选胸锁乳突肌胸骨头和锁骨头之间的锁骨上小窝进针(图 4-7(b))。

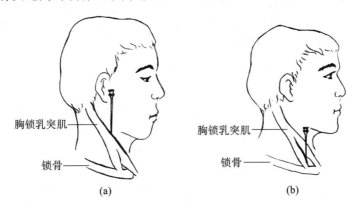

图 4-7 颈内静脉穿刺

**(二)注意事项**

(1)颈内静脉是上腔静脉的重要属支,离心脏较近,当右心房舒张时管腔内压力较低,而且颈内静脉管壁与颈动脉鞘愈着而不易塌陷,故穿刺时一定要防止空气进入而形成空气栓塞。

(2)由于静脉角处右侧有右淋巴导管,故穿刺时穿刺针进入方向不可过于偏外以免损伤淋巴导管。

**胸导管与右淋巴导管**

人体内的淋巴管道由小至大可分为毛细淋巴管、淋巴管、淋巴干和淋巴导管。淋巴导管包括胸导管和右淋巴导管。胸导管收集双下肢、盆部、腹部、左胸部、左上肢和左头颈部的淋巴液,注入左静脉角回流。右淋巴导管收集右头颈部、右上肢、右胸部的淋巴液,注入右静脉角回流。

(3)颈根部动脉鞘的后外侧有胸膜顶,故穿刺针不可刺入过深,以免伤及胸膜顶而造成气胸。

# 第五节　锁骨下静脉穿刺置管术

锁骨下静脉直径较粗,血流量大,位置恒定,容易穿刺。锁骨下静脉穿刺置管术适用于全胃外高能营养疗法、中心静脉压测定、短期内大量输血输液等。

## 一、解剖学基础

### (一)锁骨下静脉的起始和行程

锁骨下静脉在第 1 肋外侧缘由腋静脉延续而成,向内上呈弓形至胸锁关节后方与同侧的颈内静脉汇合成头臂静脉(图 4-8),全长 3~4 cm,直径 1.0~1.5 cm。锁骨下静脉与颈内静脉汇合处成向外开放的角,称静脉角,左侧静脉角有胸导管汇入,右侧静脉角有右淋巴导管汇入。锁骨下静脉终点处有静脉瓣,可防止头臂静脉的血液逆流。

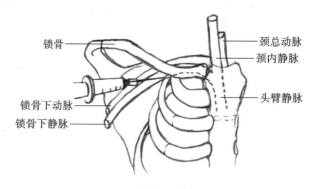

图 4-8　锁骨下静脉穿刺

### (二)锁骨下静脉体表投影

锁骨下静脉在体表的投影呈一凸向上的弓形,自锁骨中点向内伸展至胸锁乳突肌锁骨头的内侧缘(图 4-8)。

### (三)锁骨下静脉的毗邻

锁骨下静脉在锁骨后方走行时位于肋骨、锁骨和前斜角肌构成的三角内,该三角前壁为锁骨内侧 1/3 段,后壁为前斜角肌,下壁为第 1 肋,故锁骨下静脉的前面由浅入深依次为皮肤、浅筋膜、深筋膜和锁骨,其后上方隔前斜角肌与位于斜角肌间隙内的锁骨下动脉及臂丛相毗邻。在前斜角肌止点的内侧有膈神经、胸廓内动脉和胸膜顶(距静脉后壁 0.5~0.7 cm)等结构位于锁骨下静脉后方。锁骨下静脉的下方有第 1 肋。

锁骨下静脉的管壁与颈固有筋膜、第 1 肋骨膜、前斜角肌表面筋膜及锁骨下筋膜鞘等结构结合紧密,因而位置固定,不易发生位移;当吸气或臂上举时,可使锁骨下静脉管径增大,有利于穿刺,但管壁不易回缩,若术中不慎进入空气易致空气栓塞。

**知识链接** - - - - - - - - - - - - - - - - - - - - - - - - - - - ●

锁骨下动脉

锁骨下动脉左侧起自主动脉弓,右侧起自头臂干。在颈根部,锁骨下动脉呈弓形绕过胸膜顶的前方外行,经斜角肌间隙至第 1 肋外缘续于腋动脉。

前斜角肌将其分为 3 段:①第 1 段自起始处至前斜角肌内侧缘;②第 2 段在前斜角肌后方;③第 3 段自前斜角肌外侧缘至第 1 肋外侧缘。其前下方邻锁骨下静脉,外上方为臂丛。

● - - - - - - - - - - - - - - - - - - - - - - - - - - - - - - - - - - -

## 二、护理应用要点

锁骨下静脉穿刺置管在锁骨上方(锁骨上入路)和锁骨下方(锁骨下入路)均可操作。

### (一)参考体位

**1. 锁骨上入路** 穿刺时病人一般取仰卧位,肩部垫枕,使头后仰 15°并偏向对侧。穿刺侧肩部应略上提并外展,使锁骨突出并使锁骨与第 1 肋之间的间隙扩大,静脉充盈,管径加大,有利于穿刺。

**2. 锁骨下入路** 穿刺时病人一般取仰卧位,肩部垫枕,使头后仰并偏向对侧,也可将床脚抬高,可使穿刺时血液向针内回流,避免空气进入静脉而造成气栓。穿刺侧上肢外展45°,后伸 30°,以向后牵拉锁骨,使穿刺点显露充分。

### (二)穿刺部位

**1. 锁骨上入路** 穿刺点选在胸锁乳突肌锁骨头外侧缘与锁骨上缘形成的夹角顶点处或该角平分线从顶点外移 0.5 cm 处(图 4-9),一般多选用右侧锁骨下静脉穿刺(图 4-10、图4-11)。

**2. 锁骨下入路** 穿刺点选在锁骨下缘中点内侧 1~2 cm 处,也可在锁骨上入路穿刺点向下作垂线与锁骨下缘相交,其交点为穿刺点(图 4-12、图 4-13)。

### (三)穿经层次

**1. 锁骨上入路** 锁骨下静脉位置表浅,穿刺针经皮肤、浅筋膜、静脉壁即达锁骨下静脉管腔内。由于静脉壁与周围结构愈着紧密,静脉腔呈开放状态,故易于穿刺。

**2. 锁骨下入路** 穿刺针经皮肤、浅筋膜、深筋膜、胸大肌、锁骨下肌和静脉壁即达锁骨下静脉管腔内。

### (四)注意事项

**1. 锁骨上入路** ①锁骨下静脉离心脏较近,当右心房舒张时其腔内压力较低,而且锁骨下静脉管壁与周围组织愈着紧密,管腔不易回缩,故操作时要严防空气进入发生空气栓塞。②操作时,穿刺针应始终指向对侧乳头方向(即指向前下方),不可偏向后下方以免损

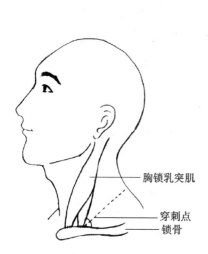

图 4-9 锁骨上入路穿刺部位

胸锁乳突肌

穿刺点

锁骨

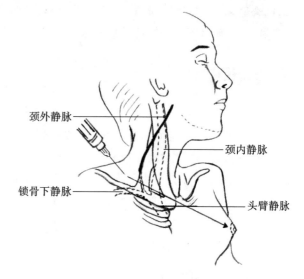

图 4-10 锁骨上入路穿刺

颈外静脉

颈内静脉

锁骨下静脉

头臂静脉

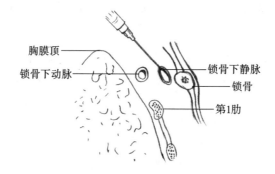

图 4-11 锁骨上入路进针示意图(矢状面)

胸膜顶

锁骨下动脉

锁骨下静脉

锁骨

第1肋

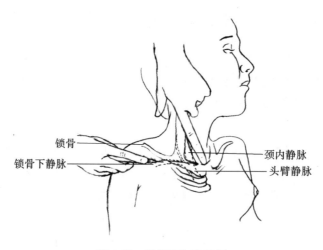

图 4-12 锁骨下入路穿刺

锁骨

锁骨下静脉

颈内静脉

头臂静脉

伤胸膜及肺造成气胸。

**2. 锁骨下入路** ①此入路进针方向正好指向同侧颈内静脉和锁骨下静脉汇合处(即

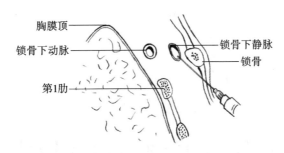

**图 4-13　锁骨下入路进针示意图(矢状面)**

静脉角),故不可大幅度进针以免穿透静脉管壁。②穿刺针不可过度向上向后,以免损伤后方的胸膜造成气胸。

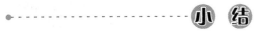

### 小　结

　　环甲膜穿刺是将穿刺针自环甲正中韧带(环甲膜)刺入至声门下腔。环甲膜位于甲状软骨下缘与环状软骨弓上缘之间,构成声门下腔的前壁,在此穿刺可解除声门裂以上部位的呼吸道阻塞。

　　气管插管是将导管由口腔或鼻腔经咽、喉腔插入气管。头尽力后仰时,口腔轴线、咽腔轴线、喉腔轴线几乎可重叠为一条直线,协助导管进入气管。

　　颈外静脉在胸锁乳突肌表面斜行,位置表浅,既可作为静脉穿刺血管,又可用以检测心功能和血液循环情况。

　　颈内静脉常用于静脉穿刺置管,临床多选右侧颈内静脉,可在其中段和下段进行穿刺。

　　锁骨下静脉穿刺临床最为常用,有锁骨上入路和锁骨下入路两种穿刺方法。

### 能力检测

1. 环甲膜的位置在哪里?
2. 简述颈外静脉的行程及体表投影。
3. 锁骨下静脉穿刺术锁骨下入路穿刺点的位置在哪里?

(杨　涛　陈玉芳)

扫码看答案

# 第五章
# 胸腹部解剖与护理技术

## 学习目标

**掌握**：心包腔的结构，上消化道的组成及结构，胸膜腔、胸膜隐窝及腹膜腔的组成及结构。

**熟悉**：膈肌的功能，胸廓的结构，壁胸膜的分部，腹盆腔器官的位置。

**了解**：胸腹部相关护理技术的意义。

扫码看课件

# 第一节　人工呼吸术

人工呼吸术是利用人工方法使病人被动地吸入氧，呼出二氧化碳，以维持和恢复肺通气的复苏术，是抢救呼吸停止病人的一项常用急救措施。

## 一、解剖学基础

### （一）呼吸道与肺

**1. 呼吸道**　呼吸道是气体进出肺的通道，包括鼻、咽、喉、气管、主支气管及肺内的各级支气管。

**2. 肺**　肺泡为肺进行气体交换的场所，每个肺有肺泡 3 亿～4 亿个，总面积可达 70～80 $m^2$，安静时仅需要 40 $m^2$ 进行气体交换，故肺功能有相当大的储备力。

### （二）胸廓与呼吸肌

**1. 胸廓**　由胸骨、12 对肋和 12 块胸椎构成（图 5-1），胸骨与肋之间有胸肋关节、肋与胸椎之间有肋椎关节连接。在呼吸肌的作用下，通过肋的升、降，肋间隙的变化，改变胸腔容积的大小，维持呼吸运动。

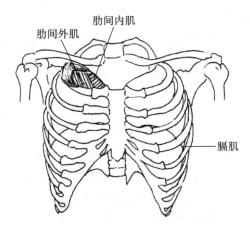

图 5-1 胸廓与呼吸肌

**知识链接**

**胸廓的外形**

胸廓呈前后略扁的圆桶状,上口较小,下口较大,左右径大于前后径。若前后径变大,与左右径相仿,称为桶状胸,多见于肺气肿;若胸骨向前隆起,胸廓前后径增长,状如鸡、鸽之胸脯,称鸡胸,多见于佝偻病患儿。

**2. 呼吸肌** 参与呼吸运动的肌称为呼吸肌。使胸廓扩大产生吸气动作的肌为吸气肌,主要有膈肌和肋间外肌;使胸廓缩小产生呼气动作的肌为呼气肌,主要有肋间内肌和腹壁肌。

膈肌:呈穹隆状,位于胸腹腔之间。膈肌收缩时,膈穹隆下降,胸腔容积扩大,有助于吸气;膈肌舒张时,膈穹隆上升,恢复原位,胸腔容积缩小,助呼气。膈穹隆下降的程度与其收缩强度有关,平静吸气时下降1~2 cm,深吸气时下降可达7~10 cm。膈穹隆下降1 cm,可使胸腔容积增加250~300 mL。据计算,平静呼吸时,因膈肌的收缩,胸腔的容积扩大引起的通气量相当于总通气量的4/5,所以膈肌的舒缩对肺的通气量影响最大。

**知识链接**

**膈 肌**

膈肌为胸腔与腹腔的分界,随呼吸运动而上下移动,改变胸腔和腹腔内压力。产妇分娩时,应憋气向下用力,下移膈肌,增加腹腔压力,协助胎儿娩出。膈肌上下移动时,膈下结构亦会随之上下移动,故触诊肝脏时,嘱病人深呼吸,可能会触及随膈肌上下移动的肝脏。

（三）胸膜与胸膜腔

胸膜腔为潜在、密闭的腔隙，左右各一、互不相通，其内呈负压状态，有少量滑液起润滑作用。

## 二、护理应用要点

### （一）开放气道

病人昏迷时，因肌张力下降，舌体和会厌后坠，会阻塞咽喉部，因而要上抬下颌，防止舌后坠，开放气道。操作者一手放在病人前额，用手掌将额头向后推，使头部尽量后仰，另一手的示指、中指放在下颌处，向上抬颌，下颌向上抬起（图 5-2(a)）。也可采用操作者一手放于病人额头，向后下方压，另一手垫在病人颈后，向前上方抬举，两手同时用力，使病人头后仰，避免气道阻塞（图 5-2(b)）。亦可操作者蹲于病人头前方，双手置于病人下颌角处，双手同时向后上方用力，使病人仰头抬颌（图 5-2(c)）。开放气道的同时，清除病人口中异物和呕吐物。

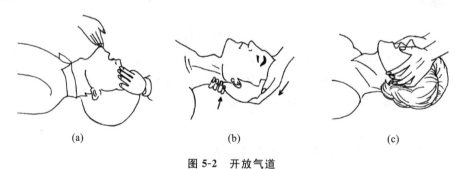

(a)　　　　　　　　　(b)　　　　　　　　　(c)

图 5-2　开放气道

### （二）操作方法

**1. 口对口人工呼吸**　操作者位于病人的一侧，一手托起病人下颌，另一只手捏紧病人鼻孔。操作者深吸气后将口唇紧贴病人口唇，缓慢而均匀地吹气，以使病人胸廓隆起。每次吹气动作结束后，迅速移去口和捏鼻孔的手，病人借助胸廓的弹性回缩作用将气呼出（图 5-3）。如此反复进行，每分钟 12～16 次。

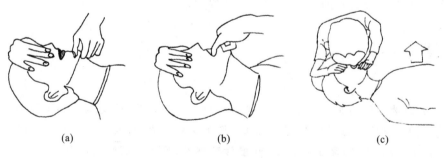

(a)　　　　　　　　　(b)　　　　　　　　　(c)

图 5-3　口对口人工呼吸

**2. 仰压法人工呼吸**　操作者跨于病人两股外侧或一侧，两手横放于胸下部，手指自然分布于肋弓上，拇指向内。操作者身体略向前倾，利用身体的力量，逐渐加压于病人胸部，

2 s后放松双手,使胸部扩张(图5-4)。如此反复进行,每分钟12～16次。

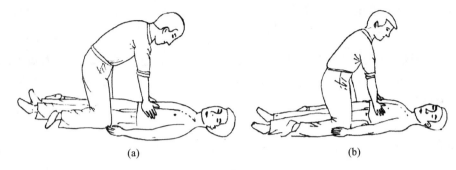

(a)　　　　　　　　　　　　　(b)

**图5-4　仰压式人工呼吸**

（三）注意事项

(1) 口对口人工呼吸时,操作者一只手应捏住病人鼻翼,防止鼻漏气。

(2) 口对口人工呼吸时,操作者吹气时用眼睛余光观察病人胸廓是否隆起。吹气完毕松开鼻翼,使胸廓自然回落。

(3) 吹气不可过猛,病人胸部轻度隆起即可;压力不可过大,防止肺泡破裂。

**知识链接**

**心肺复苏术**

心肺复苏术(cardio-pulmonary resuscitation,CPR)是指当呼吸终止及心跳停止时,合并使用人工呼吸及心外按压来进行急救的一种技术。

心搏骤停一旦发生,如得不到即刻、及时的抢救复苏,4～6 min后会造成病人脑和其他重要组织器官的不可逆损害,因此心搏骤停后的心肺复苏必须在现场立即进行,为进一步抢救直至挽回心搏骤停病人的生命而赢得最宝贵的时间。

由美国心脏学会(AHA)和其他一些发达国家复苏学会制定的每五年更新一次的"国际心肺复苏指南"对指导和规范在全球范围内的心肺复苏具有重要的积极意义。

# 第二节　胸外心脏按压术

胸外心按压术是对心搏骤停的病人,通过节律性地按压胸前壁,促使心跳恢复的一项急救技术,主要用于各种创伤、电击、溺水、窒息、心脏病或药物过敏等引起的心搏骤停。

## 一、解剖学基础

（一）胸廓

胸廓由胸骨、12对肋和12块胸椎连接而成。肋呈弓形,上7对肋前端借肋软骨与胸骨相连,后端与胸椎构成关节,使胸廓有一定的弹性和活动度,在外力作用下,可以向后有一定幅度的移位,从而挤压心脏。

**(二)心的位置**

心位于胸腔中纵隔内,约 2/3 位于正中线的左侧,1/3 在右侧。心前方为胸骨体和第 2～6 肋软骨,后方平对第 5～8 胸椎,两侧隔心包与胸膜腔和肺相邻,上方有连于心的大血管,下方为膈肌。

**知识链接** ---------------------------------

**心的体表投影**

心的体表投影个体差异较大,也可因体位而变化。通常采用 4 点连线法来确定。

左上点:左侧第 2 肋软骨的下缘,距胸骨左缘 1.2 cm 处。

右上点:右侧第 3 肋软骨的上缘,距胸骨右缘 1 cm 处。

左下点:左侧第 5 肋间隙,锁骨中线内 1～2 cm 处。

右下点:右侧第 6 肋关节处。

左、右上点连接为心的上界,左、右下点连线为心的下界,右上、下点之间微向右凸的弧形连线为心的右界,左上、下点之间微向左凸的弧形连线为心的左界。

## 二、护理应用要点

**(一)参考体位**

病人仰卧于硬板床或平地上,已经在软床上的病人,则应在其背后垫一木板,以免按压时病人身体随压力而向下移位,造成无效按压。

**(二)按压部位**

胸外心脏按压的部位是胸骨中、下 1/3 交界处。在此按压,胸骨下陷,心在胸骨和脊柱之间受挤压而使血液流入动脉;解除按压时,肋骨和肋间隙的弹性回复,胸廓容积增大,胸内压减小,心房舒张,静脉内的血液回流入心,心再度充盈。每按压一次,心就被动地排空和充盈一次。如此反复,胸腔正、负压交替改变,使心射血和充血,血液循环得以维持,为促进心自主节律恢复创造条件。

**(三)操作方法**

操作者立于病人一侧,以一手掌根部放在病人胸骨中、下 1/3 交界处,伸直手指,使之与肋骨平行,以另一手掌压在该手背上,手指屈曲(图 5-5),双肘关节伸直,利用上半身重量垂直下压,将胸骨和肋骨向脊柱方向做有节律的、冲击式按压(图 5-6)。每次胸骨下陷的程度依胸廓大小而定,一般成人下压 3～4 cm,随后迅速放松,解除压力,让胸骨自行复位。如此有节奏地反复进行,按压时间与放松时间大致相等。挤压次数以每分钟 100～120 次为宜。在按压时须配合人工呼吸,二者之比为 30:2。按压直至心跳和呼吸恢复为止。

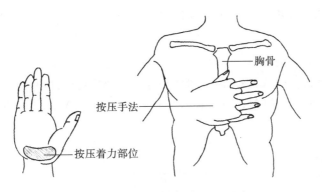

图 5-5 胸外心脏按压部位及手法

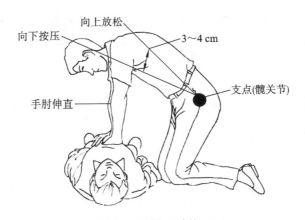

图 5-6 胸外心脏按压

## （四）注意事项

（1）恰当选择适应证，年龄过大、肋骨骨折、气胸、严重心脏病、妊娠等情况，不宜进行胸外按压。

（2）按压部位要准确，不能在左胸前区按压，否则易引起肋骨骨折，也不能在剑突下，否则易引起脏器损伤。

（3）按压力量要适宜，力量过大、过猛易导致肋骨骨折。按压力量要均匀，模拟心脏的正常收缩与舒张，使血液循环具有有效的连续性。

# 第三节 插 胃 管 术

插胃管术是将胃管经鼻腔或口腔插入胃内的一项操作技术，主要用于鼻饲、胃肠减压、食管胃气囊压迫止血或置入内镜对胃病变部位的检查，是临床常用的护理操作项目。

## 一、解剖学基础

### （一）鼻腔

鼻中隔偏曲较多见，多偏向一侧，可使一侧鼻腔狭窄，插管时应选择稍宽大的一侧。鼻中隔的前下部为易出血区,受损伤时容易出血。

### (二) 咽

咽部侧壁上有隆起的咽鼓管圆枕,容易对插管形成阻挡。

咽的神经主要来自咽丛,该丛由舌咽神经、迷走神经和交感神经的分支共同构成,受刺激时容易产生恶心和呕吐反射,因此,插管通过咽部时,应嘱病人做吞咽动作,帮助插管下降。

**知识链接**

**咽**

咽上起颅底,下至第 6 颈椎体下缘,续于食管。咽以软腭和会厌上缘平面为界,分为鼻咽、口咽和喉咽三部分。鼻咽通过鼻后孔与鼻腔相通,口咽通过咽峡与口腔相通,喉咽通过喉口与喉腔相通。

### (三) 食管

食管长约 25 cm,按其行程可分为颈部、胸部和腹部三段。食管全长有三个狭窄处:①食管起始处,内径约 1.2 cm,距中切牙约 15 cm,距鼻孔约 17 cm;②食管与左主支气管交叉处,内径约 1.2 cm,距中切牙约 25 cm,距鼻孔约 27 cm;③食管穿过膈的食管裂孔处,内径约 1.2 cm,距中切牙约 40 cm,距鼻孔约 42 cm。当深吸气膈收缩时狭窄处会更狭窄。食管的狭窄处是插管时容易损伤的位置。

### (四) 喉和气管

喉的感觉神经来自迷走神经,喉上部黏膜内神经末梢特别丰富,感觉敏感,异物刺激立刻会引起咳嗽,因此,插管时如病人出现呛咳,表明插管已进入喉腔,应立即退管。

**知识链接**

**喉 腔**

喉腔侧壁有上、下两对呈矢状位的黏膜皱襞,上方的一对称为前庭襞,两侧前庭襞间的裂隙称前庭裂,下方的一对称声襞,两侧声襞的裂隙称声门裂,声门裂是喉腔中最狭窄的部位。喉腔异物或声门下腔水肿时,易阻塞声门裂,引起窒息。

### (五) 胃

胃在中等充盈时,大部分位于左季肋区,胃空虚时位置较高,充盈时胃大弯可达脐平面。成人胃的容量为 1000~3000 mL,儿童 1 周岁时约为 300 mL,3 岁时可达到 600 mL,可作为洗胃时一次注入液体量的参考。

**知识链接**

## 胃

胃在完全空虚时略呈管状,高度充盈时可呈球囊形。胃有两口,入口为贲门,与食管相连,出口为幽门,与十二指肠相连。

## 二、护理应用要点

### (一)插管体位

意识清醒者可采取坐位或仰卧位,昏迷病人采取去枕平卧位。

### (二)操作方法

胃管从一侧鼻孔或口腔缓慢插入,至口咽部时,嘱病人做吞咽动作,随之迅速将胃管插入。昏迷病人胃管插入会厌部(15 cm)时,托起病人头部,使病人下颌靠近胸骨柄(图 5-7),然后插入至预定长度。插管长度为鼻尖至耳垂加上耳垂至剑突的长度(图 5-8(a)),或前额发际至剑突的长度(图 5-8(b)),成人为 45~55 cm。

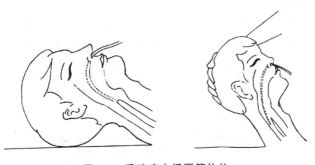

图 5-7 昏迷病人插胃管体位

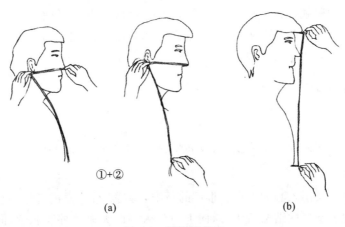

①+②

(a)                    (b)

图 5-8 插胃管长度

临床上通常可用三种方法确定胃管入胃：①将听诊器放置在左上腹部，注射器快速注入 10 mL 空气，听气过水声；②连接注射器，抽取胃液；③将胃管末端放入水中，观察是否有气泡溢出。

（三）注意事项

（1）插管过程中，病人如出现恶心症状，要暂停插管，嘱病人放松，做深呼吸，待缓解后再插入；如果病人出现呛咳、呼吸困难、发绀等症状，则应立即拔管，稍停片刻再插入。

（2）体形较瘦的人，胃呈狭长形，胃的最低点可达髂嵴连线；小儿或体形较胖的人，胃呈角形，全胃几乎居横位，胃的位置较高。插胃管时应根据不同胃型采取适当体位和选择插管长度。

**知识链接**

### 胃　　型

钩形胃：胃底和胃体斜向右下或垂直，幽门部转向右上方，形似钩，角切迹明显，胃下极达髂嵴水平，多见于体质均称者。

角形胃：位置较高，胃底和胃体几乎成横位，整个胃上宽下窄，胃角钝，呈牛角形，多见于体形矮胖者。

瀑布形胃：胃底呈囊袋状，向后倾倒，胃泡大，亦多见于正常人。

狭长形胃：胃呈垂直位，全胃几乎位于腹腔左侧，只有幽门位于右侧，胃下缘可在髂嵴连线水平以下，甚至进入盆腔，上窄下宽，多见于体形瘦长及衰弱者。

# 第四节　心包穿刺术

纤维心包质地坚硬，活动度小，当各种原因引起心包积液、积血、积脓时，就会挤压心脏，影响心脏正常活动，此时必须进行心包穿刺，引流心包内过多的积液，降低压力。心包穿刺术也是急性心脏压塞的急救措施。

## 一、解剖学基础

### （一）心前区层次

心前区层次由浅入深依次为皮肤、浅筋膜、肌层和深筋膜、肋间组织和胸内筋膜。

### （二）心包

心包是包在心及出入心的大血管根部的纤维浆膜囊，分外层的纤维心包和内层的浆膜心包。纤维心包为坚韧的结缔组织囊，向上与出入心的大血管外膜相续，向下与膈的中心腱相愈着。在胸骨下部的左侧及左侧第 4～6 肋软骨的胸骨端，心包直接与胸前壁相贴，此区称心包裸区。浆膜心包分壁、脏两层，壁层衬于纤维心包内面，脏层即心外膜，覆于心肌层表面。脏、壁两层在出入心的大血管根部互相移行,围成的潜在性腔隙称心包腔。内有少量滑液,可减少心搏动时的摩擦。病理情况下,浆膜性心包分泌量增多,形成心包积液。大量心包积液可压迫心脏。在心包腔内,浆膜心包脏、壁两层返折处形成的较大间隙,称心包窦,其中前下方位置较低,心包积液常先聚集于此,经左剑肋角行心包穿刺可较安全地到达此处。

**知识链接** - - - - - - - - - - - - - - - - - - - ●

### 心包积液和心脏压塞

心包疾病或其他病因累及心包会造成心包渗出和心包积液,如积液迅速增加即使仅达 200 mL,也可因心包无法迅速伸展而使心包内压力急剧升高,引起心脏受压,致使静脉回心血量和心排血量明显下降而产生心脏压塞的临床症状。慢性心包积液则因为心包缓慢伸展适应,积液量甚至可达 2000 mL。

●- - - - - - - - - - - - - - - - - - - - - - - - - - - - - - - ━━

## 二、护理应用要点

### (一)参考体位

坐位或半卧位。

### (二)穿刺部位

通过 X 线、超声检查等方法估测积液量,确定穿刺部位。

**1. 胸骨旁心包穿刺(图 5-9)** 一般选择在左侧第 5、6 肋间隙,胸骨左缘,朝脊柱方向进针,经心包裸区进入心包腔。此处位置较低,积液最易积聚,不易损伤心脏。正常情况下胸膜返折线是沿胸骨下缘下行,心包积液时,心包扩大,胸膜腔和肺可能被推向外侧,穿刺时可能会有刺破胸膜的危险,此时在第 5 肋间隙紧靠胸骨左缘进针,可减少刺破胸膜腔和肺的可能。

**2. 剑突下心包穿刺(图 5-10)** 胸骨剑突与左第 7 肋软骨交界处,即左剑肋角顶部,穿刺针与腹壁成 30°~45°角,针尖朝向后上方经膈刺入心包腔底部。此处穿刺可避免刺伤胸膜及血管,比较安全。

### (三)穿经层次

**1. 胸骨旁穿刺点** 依次经皮肤、浅筋膜、胸大肌和深筋膜、肋间肌、胸内筋膜、纤维心包及浆膜心包壁层,进入心包腔,进入心包腔可有落空感。成人进针 2~3 cm。

**2. 剑突下穿刺点** 依次经皮肤、浅筋膜、腹直肌和深筋膜、膈、膈胸膜、纤维心包及浆膜心包壁层,进入心包腔,进入心包腔可有落空感。成人进针 3~5 cm。

### (四)进针技术与注意事项

(1)进针速度要慢,掌握好进针方向和进针深度,当有落空感时即回抽有无液体,如无液体,针头亦无搏动感,可缓缓边进针边回抽;若针头有搏动感时,应立即将针头稍后退,转换方向,避免伤及心脏及血管。

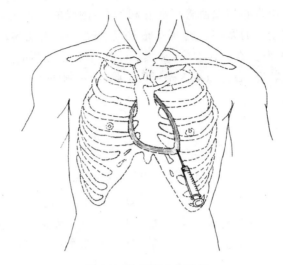

图 5-9　胸骨旁心包穿刺

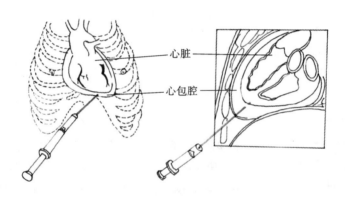

图 5-10　剑突下心包穿刺

（2）抽液速度要慢，首次抽液量以 100 mL 左右为宜，以后每次 300～500 mL，避免抽液过多导致心脏急性扩张。

（3）抽液过程中，密切观察病人呼吸、脉搏、心率等变化，如有异常，立即停止穿刺，让病人平卧，适当处理。抽液后静卧。

# 第五节　胸腔穿刺术

胸腔穿刺术是将穿刺针经胸壁刺入胸膜腔，抽出胸膜腔内积气或积液的操作方法，主要用于气胸、液胸、液气胸等的诊断、治疗，减少胸腔压迫症状。

## 一、解剖学基础

### （一）胸壁的结构

**1. 皮肤与浅筋膜**　胸部的皮肤厚薄不一，胸前部较薄，两侧部、胸骨处皮肤最薄。胸部浅筋膜内有肋间动脉、胸廓内动脉的分支等。胸前外侧部皮肤有第2～7肋间神经的皮支分布。

**2. 深筋膜与肌肉**　胸部深筋膜覆盖在胸肌、胸上肢肌及胸背肌的表面,并形成肌肉的鞘,向外与腋筋膜相续。胸前部有胸大肌、胸小肌,胸前下部有腹直肌,胸外侧有前锯肌和腹外侧肌,背部有斜方肌、背阔肌等。

**3. 肋间隙**　肋骨与肋骨之间的间隙称肋间隙。肋间隙内有肋间肌、肋间血管、肋间神经。

（1）肋间肌:包括肋间外肌和肋间内肌。

肋间外肌:肌纤维由上位肋下缘走向前下方至下位肋上缘。

肋间内肌:肌纤维由上位肋走向下后方,到达下位肋。在肋的中份肋间内肌又分出肋间最内肌,越过上一肋的肋沟止于肋骨内面。

（2）肋间血管(图5-11):肋间后动脉在第3～11肋间隙沿相应的肋沟前行,肋下动脉在第12肋下缘走行,在肋角处入肋间内肌与肋间最内肌之间,贴肋沟前行。在肋角处常分出一副支,沿下位肋的上缘走行。肋间动脉、静脉、神经相伴行,其排列关系自上而下为静脉、动脉、神经。

肋间静脉与肋间动脉伴行,向前注入胸廓内静脉,向后注入奇静脉、半奇静脉。

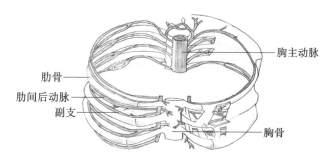

胸主动脉

肋骨

肋间后动脉

副支

胸骨

**图5-11　肋间动脉**

（3）肋间神经:胸神经的前支走行于肋间隙内,称肋间神经,与肋间后动脉相伴行,至肋角处进入肋沟,在肋间内肌与肋间最内肌之间。

**（二）胸膜**

胸膜是一层薄的浆膜,有互相移行的内、外两层,内层包在肺的表面,称脏胸膜,外层贴于胸壁内面、膈上面和纵隔两侧,称壁胸膜。脏胸膜与壁胸膜相互移行,形成胸膜腔,其内为负压,有少量滑液起减少摩擦的作用。

壁胸膜按照被覆部位不同分为肋胸膜、膈胸膜、纵隔胸膜、胸膜顶。各部壁胸膜相互移行转折处的胸膜腔,即使在深吸气时肺缘也不能伸入其中,称胸膜隐窝。肋胸膜与纵隔胸膜相互转折形成肋纵隔隐窝。肋胸膜与膈胸膜相互转折形成肋膈隐窝,位于肺下缘的下方,是人体直立状态下胸膜腔的最低处,胸腔积液首先积聚于此处,同时也是易发生胸膜粘连的部位。

拓展资源 　　　　胸腔积液的 X 线征

## 二、护理应用要点

### (一) 参考体位

根据病情、穿刺部位确定穿刺体位。通常选用床上坐位、靠背椅上反坐位,危重病人可选择半坐卧位。靠背椅上反坐位时,病人反坐椅上,健侧置于椅背,头枕臂上,病侧臂伸过头顶(图 5-12)。半坐卧位时,病侧手上举,枕于头下或伸过头顶(图 5-13)。这些体位可暴露穿刺区,扩大肋间隙,便于穿刺。

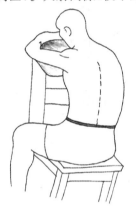

图 5-12 靠背椅上反坐位

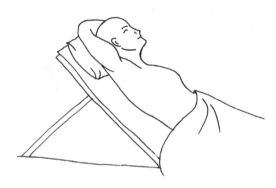

图 5-13 半坐卧位

### (二) 部位选择

**1. 胸腔积液穿刺部位** 可根据患处呼吸音消失或叩诊实音区最明显的部位或 X 线及超声检查结果定位。通常在肩胛线上第 7~8 肋间隙、腋中线第 5~7 肋间隙,此处位于肋角后方,穿刺时应在下位肋缘上方进针,以免损伤肋间血管、神经(图 5-14)。

**2. 胸腔积气穿刺部位** 通常选择患侧呼吸音消失及叩诊鼓音区,一般在锁骨中线第 2 或第 3 肋间隙,在上、下肋之间进针(图 5-14)。

### (三) 进针技术

(1) 左手拇指和示指沿肋间隙拉紧穿刺点附近皮肤,防止由于皮肤移动改变穿刺点位置。

(2) 穿刺针与皮肤垂直进针,进针速度要慢,边进针边抽吸,当吸出液体或气体时即停止进针,以防刺伤肺。穿刺时针头要固定牢固,勿上下左右摆动,以免划破肺。

### (四) 注意事项

(1) 根据穿刺部位决定进针部位,避免刺伤肋间血管、神经。

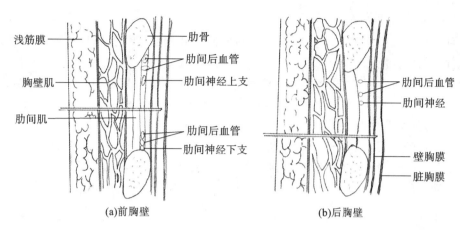

图 5-14 胸腔穿刺进针位置

（2）穿刺深度不可太深，一般 2～3 cm，过深易伤肺。穿刺过程中，病人若咳嗽或深呼吸，会导致肺膨大，可能因此会损伤肺。

（3）穿刺抽液速度不可过快，量不可过大，一般一次抽液量不能超过 1000 mL，以免出现纵隔移位。

（4）穿刺点不可过低，防止刺透膈损伤肝和脾。

# 第六节　腹腔穿刺术

腹腔穿刺术是将穿刺针从腹前壁刺入腹膜腔的一项诊疗技术。

**知识链接**

## 腹腔穿刺的适应证

腹腔穿刺临床主要用于：①腹腔积液时，抽取腹腔积液检验，以明确积液的性质，协助诊断。②大量胸腔积液的病人，适量抽出腹腔积液，减轻腹腔内压力。③向腹膜腔内注入药物，用于治疗某些疾病。

## 一、解剖学基础

### （一）皮肤与浅筋膜

腹部皮肤薄而富有弹性，下腹部皮肤更具移动性和伸展性，可适应生理性或病理性的腹部膨大。浅筋膜由疏松结缔组织和脂肪组织构成，此层的厚薄直接关系到进针的深度。一般成人下腹部腹壁全层厚度 1～2 cm，肥胖者可超过 2 cm，体质甚差或长期大量腹腔积液病人，腹壁厚度可小于 1 cm。浅筋膜内有丰富的浅静脉，门静脉高压时，脐周静脉曲张，在腹壁可看到曲张的腹壁静脉。

護理應用解剖學 · 68 ·

（二）肌層與深筋膜

腹部肌層包括腹前壁的腹直肌和腹外側部的腹外側肌、腹內側肌、腹橫肌三層肌肉。腹外側部三層肌肉肌纖維相互交織排列，可增強腹壁抵抗力。

腹壁下動脈位於腹橫筋膜前方，其體表投影相當於腹股溝韌帶中、內 1/3 交界處與臍的連線（圖 5-15），故左下腹穿刺宜在臍與左髂前上棘連線中、外 1/3 交界處進針，不可偏內，防止損傷腹壁下血管。

腹前壁神經主要由第 7～11 對肋間神經、肋下神經、髂腹下神經、髂腹股溝神經支配，它們自上而下呈節段性分布於腹前外側壁的皮膚、肌肉和壁腹膜（圖 5-15），因此穿刺時可行局部浸潤麻醉。

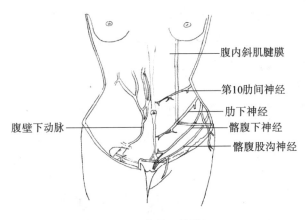

图 5-15　腹壁血管神经

（三）腹橫筋膜

腹橫筋膜與肌肉結合疏鬆，與腹直肌鞘後層緊密相連。在鄰近腹股溝韌帶和腹直肌外緣處逐漸增厚致密。穿刺時通過此層有突破感，易被誤以為已進入腹膜腔。

（四）腹膜外脂肪

腹膜外脂肪上腹部較薄，下腹部特別是腹股溝區較厚。此層與腹膜後間隙的疏鬆結締組織相連續，如果穿刺後腹腔積液從刺破的壁腹膜外漏，則較易進入和積聚在腹膜外脂肪內，並向腹膜後間隙擴散。因此，穿刺結束後應立即束以多頭腹帶，只要病情允許，病人應暫取平臥位，以減小下腹部壓力。對已形成大量腹腔積液並且初次穿刺的病人，在診斷性穿刺的同時，應放出適量腹腔積液，以免腹壓太高，造成穿刺孔閉合不良，腹腔積液外漏。

（五）腹膜與腹膜腔

腹膜為薄層光滑的漿膜，襯於腹、盆腔壁內面和膈下面的稱壁腹膜，壁腹膜返折並覆蓋於腹、盆腔臟器表面的稱臟腹膜。壁腹膜和臟腹膜互相延續、移行，共同圍成不規則的潛在性腔隙，稱腹膜腔。腔內含少量滑液，可減少臟器活動時的摩擦。男性腹膜腔是密閉的，而女性腹膜腔可經輸卵管、子宮和陰道與外界形成潛在的通道，致使女性腹膜腔的感染機會較男性多。

臟、壁腹膜在相互移行的過程中，形成網膜、系膜、韌帶、隱窩和陷凹等結構，對臟器起連接和固定作用，也是血管和神經出入器官的途徑。與腹腔穿刺相關的結構有：①空、回腸及其系膜:该系膜较长,空、回肠活动度较大,容易受腹腔积液影响而改变位置。②乙状结肠及其系膜:该系膜长,活动度较大,可降入盆腔,也可移至右下腹。③膀胱:为腹膜间位器官,位于盆腔内。膀胱充盈时,其顶部可明显高出耻骨联合上缘,腹膜也会随之抬高,因此腹腔穿刺时,须嘱病人排空尿液。

**知识链接**

**腹膜与腹盆腔脏器的关系**

根据脏器被腹膜覆盖范围的大小不同,可将腹、盆腔脏器分为三类。

腹膜内位器官:是指脏器表面几乎全部被腹膜所覆盖,如胃、十二指肠上部、空肠、回肠、盲肠、阑尾、横结肠、乙状结肠、脾、卵巢、输卵管等。

腹膜间位器官:是指脏器表面大部分被腹膜覆盖,如肝、胆囊、升结肠、降结肠、子宫、膀胱和直肠上段等。

腹膜外位器官:是指脏器仅一面被腹膜覆盖,如肾、肾上腺、输尿管、胰,十二指肠降部和下部,直肠中、下部等。

## 二、护理应用要点

### (一) 参考体位

根据病情需要可选择坐位、半卧位、平卧位,尽量使病人舒适,以便耐受较长时间的操作。对疑有腹腔内出血或腹腔积液量少者行实验性穿刺时,宜取侧卧位。

### (二) 穿刺部位与穿经层次

**1. 下腹部正中旁穿刺点(图 5-16)** 脐与耻骨联合上缘连线的中点偏左 1 cm 或偏右 1～2 cm 处。此处无重要器官,穿刺相对安全。此处穿刺依次经过皮肤、浅筋膜、白线或腹直肌内缘、腹横筋膜、腹膜外脂肪和壁腹膜,进入腹膜腔。

**2. 左下腹穿刺点(图 5-17)** 脐与左髂前上棘连线中、外 1/3 交界处,此处可避免损伤腹壁下动脉。此处依次穿经皮肤、浅筋膜、腹外斜肌、腹内斜肌、腹横肌、腹横筋膜、腹膜外脂肪、壁腹膜,进入腹膜腔。

**3. 侧卧位穿刺点** 脐平面与腋前线或腋中线的交点处。穿经层次同左下腹穿刺点。此处穿刺多用于腹膜腔内少量积液的诊断性穿刺。

### (三) 进针技术

诊断性穿刺及腹膜腔内注入药物者,选好穿刺点后,穿刺针垂直刺入即可。对腹腔积液较多者,穿刺针自穿刺点斜行方向刺入皮下,然后再使穿刺针与腹壁垂直刺入腹膜腔,以防腹腔积液自穿刺点漏出。

### (四) 注意事项

(1) 进针速度要慢,以免刺破漂浮在腹腔积液中的肠管。刺入深度视病人腹壁厚薄而定。术前嘱病人排尿,防止损伤膀胱。

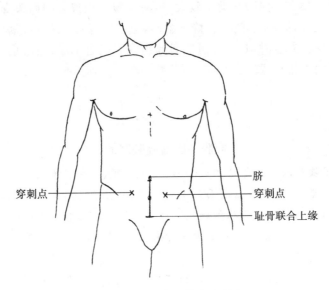

图 5-16  下腹部正中旁穿刺点

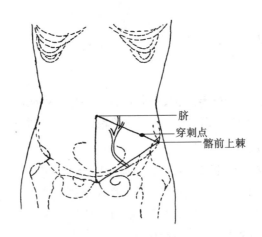

图 5-17  左下腹穿刺点

（2）放腹腔积液速度不宜过快，量不宜过大。初次放腹腔积液者，不宜超过 2000 mL，并在 2 h 以上缓慢放出，同时逐渐紧缩腹带。

（3）腹腔注入气体治疗肺空洞时，要掌握注气速度和注气量，逐渐调整腹压，以免引起病人恶心、呕吐等胃肠道刺激症状。

（4）密切观察病人面色、呼吸、脉搏及血压等变化，如有异常，马上停止放液。

（5）术后卧床休息 24 h，以免引起穿刺伤口腹腔积液外渗。

### 知识链接

**腹腔积液对腹腔脏器位置的影响**

除腹膜外位器官和盆腔器官外，腹腔内的器官大部分有活动度，在腹腔积液的作用下,容易改变原有的位置。当穿刺放出大量腹腔积液时,腹膜腔压力骤降,腹壁松弛,被推移的脏器复位,或超复位下降,牵拉系膜或血管神经,病人可能会出现腹部不适。

## 小 结

人工呼吸是利用人工方法使病人被动地吸入氧,呼出二氧化碳,以维持和恢复肺通气的复苏术。

胸外心脏按压是对心搏骤停的病人,通过有节律性地按压胸前壁,促使心跳恢复。按压部位为胸骨中、下 1/3 处。

插胃管术是将胃管经鼻腔或口腔插入胃内的一项操作技术。插管长度为鼻尖至耳垂加上耳垂至剑突的长度,或前额发际至剑突的长度,成人为 45~55 cm。胃管插入到咽时,避免其误入喉。

心包分纤维心包和浆膜心包。浆膜心包脏、壁两层围成心包腔,内有少量滑液,以减少摩擦。心包腔内,浆膜心包脏、壁两层返折处形成心包窦,其中前下方位置较低,心包积液常先聚集于此,经左剑肋角行心包穿刺可较安全地到达此处。

胸膜有互相移行的脏、壁两层,脏胸膜与壁胸膜之间形成密闭的胸膜腔,其内为负压,有少量滑液。胸腔穿刺抽液时,常选肩胛线第 7~8 肋间隙,或腋中线第 5~7 肋间隙进针。胸腔穿刺抽气时,常选锁骨中线第 2 或第 3 肋间隙。

腹膜有壁腹膜和脏腹膜两层。壁腹膜和脏腹膜互相延续、移行,围成的腔隙,称腹膜腔,腔内含少量滑液。腹腔穿刺时,可根据实际情况选择下腹部正中旁穿刺点、左下腹穿刺点、侧卧位穿刺点。

## 能力检测

1. 简述心脏的位置。
2. 如何确定插胃管术的长度及胃管是否进入胃内?
3. 胸腔穿刺通常选择什么部位穿刺?

(杨　涛　陈玉芳)

扫码看答案

# 第六章
# 盆部、会阴部解剖与护理技术

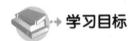 **学习目标**

扫码看课件

**掌握**:男性、女性尿道的特点,膀胱的位置,大肠的组成,阴道穹的毗邻。

**熟悉**:阴道前庭的结构,膀胱的毗邻,肛管的结构。

**了解**:男性尿道各部结构,大肠的结构。

盆部位于躯干的下部,以骨盆为支架,内面由盆壁肌及其筋膜封闭,骨与肌围成盆腔。盆腔借骨盆上口与腹腔相连,其内有消化、泌尿和生殖系统的部分脏器。

广义的会阴是指封闭骨盆下口的全部软组织。会阴的境界与骨盆下口一致,前界为耻骨联合下缘,后界为尾骨尖,两侧为耻骨弓、坐骨结节及骶结节韧带。两侧坐骨结节之间的连线将会阴分为前方的尿生殖区和后方的肛区。狭义的会阴男性是指阴囊根与肛门之间的软组织,女性是指阴道前庭后端与肛门之间的软组织。

# 第一节  导  尿  术

导尿术是将导尿管自尿道插入膀胱导出尿液的技术,是临床护理中最常用的操作技术。主要用于尿潴留病人,也可用于泌尿系统疾病的辅助诊断和治疗。

## 一、解剖学基础

### (一)女性尿道

女性尿道是单纯的排尿管道,结构简单,其形态特点是宽、短、直,易于扩张。长约5 cm,直径约0.6 cm。尿道外口为矢状裂,周围隆起,呈乳头状。尿道外口位于阴道前庭,阴道口的前方,阴蒂的后方。

尿道内口周围由平滑肌构成的膀胱括约肌环绕,尿道穿尿生殖膈处有尿道阴道括约肌环绕,均对尿道有括约作用。

阴道前庭为两侧小阴唇之间的区域,前方有尿道外口,后方有阴道口。

**知识链接** ·----------------------·

### 女性尿路感染

女性尿道宽、短、直,尿道外口位于阴道口前方,距阴道口和肛门较近,故女性尿路逆行感染较为多见。

·----------------------·

**(二)男性尿道和膀胱**

**1. 男性尿道** 成人男性尿道长 16～20 cm,管径 5～7 cm,起于膀胱的尿道内口,终于尿道外口。

男性尿道分为三部分:前列腺部、膜部和海绵体部(图 6-1)。

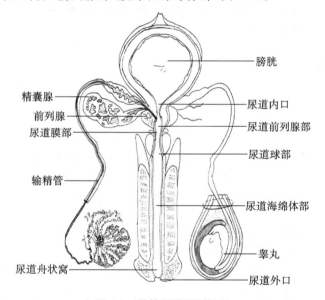

图 6-1 男性尿道(冠状面)

尿道前列腺部:尿道前列腺部一般约 2.5 cm,其口径以中部最大,为尿道最宽阔处。

**知识链接** ·----------------------·

### 前 列 腺

前列腺为男性的附属腺,位于膀胱与尿生殖膈之间,形如栗子。上端宽大称前列腺底,下端尖细称前列腺尖。男性尿道从前列腺底穿入前列腺,从前列腺尖穿出,在前列腺内走行的一段称为尿道前列腺部。

·----------------------·

尿道膜部：是尿道最短的一部分，长约 1.2 cm，是尿道比较狭窄的部位，此部恰位于耻骨下弯，导尿管在此处不容易通过，有时因导尿管刺激，引起膜部的尿道括约肌痉挛，使插管更困难。膜部与海绵体相接处管壁最薄，尤其是前壁，只有疏松结缔组织包绕，此处插管时极易损伤，故导管插入膜部时动作应轻柔。

尿道海绵体部：为尿道最长的一段，约 15 cm，全部穿通于尿道海绵体内。此段起始处位于尿道球内，其内腔稍扩大称尿道球部。当导尿管前端到达此处时，会遇到明显的阻力，这时应轻轻转动导尿管，以使其改变方向顺利通过。海绵体部的中段有尿道腺的开口，开口处形成许多大小不等的尿道陷窝，如果导尿管前端顶住陷窝则出现阻力。此段的末端终于尿道外口，是尿道最狭窄的部位。

### 知识链接 ····························•

#### 阴　　茎

男性阴茎由位于背侧的两条阴茎海绵体和位于腹侧的一条尿道海绵体组成。尿道海绵体内有男性尿道的海绵体部通过，其末端膨大称尿道球，前端扩大形成阴茎头，阴茎头上有尿道的开口即尿道外口。

······················•

男性尿道共有三个狭窄：尿道内口、尿道膜部和尿道外口，其中尿道外口最狭窄。

男性尿道有两个弯曲，即耻骨下弯和耻骨前弯（图 6-2）。

耻骨下弯：耻骨下弯位于耻骨联合下方，形成凹向前上的弯曲。此弯曲的最低点距耻骨联合下缘约 2 cm，其走行方向为先向前下方，后转向前上方，绕过耻骨联合下缘到其前面。此段尿道长 9.6~10.5 cm，比较固定，阴茎在任何位置时此弯都不能改变。

耻骨前弯：耻骨前弯由尿道海绵体构成，是凹向后下方的弯曲，将阴茎上提时可使此弯曲变直，长 6.6~7.5 cm，导尿时上提阴茎可使耻骨前弯消失，使导尿管方便插入。

**2. 膀胱**　膀胱是肌性器官，空虚时全部位于小骨盆腔内，充盈时可超出耻骨联合上缘。膀胱下壁的最低点即尿道内口。膀胱容量成年人一般为 300~500 mL，老年人由于膀胱肌紧张力降低，则容量增大，女性膀胱容量较男性稍小。尿潴留时，病人膀胱高度膨胀且极度衰弱时，第一次放出尿量不应超过 1000 mL，以防腹压突然降低而引起虚脱。

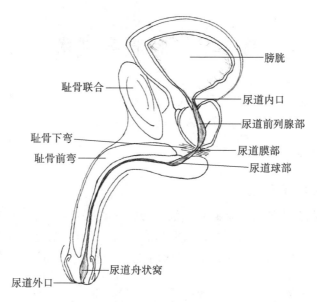

图 6-2　男性尿道(矢状面)

## 二、护理应用要点

### (一) 参考体位

女性病人取屈膝仰卧位,两腿略外展,露出会阴。男性病人取仰卧位,两腿平放略分开。

### (二) 外阴消毒

女性病人初次消毒用消毒液依次消毒阴阜、大阴唇、小阴唇、尿道外口,再次消毒依次消毒尿道外口、双侧小阴唇。男性病人初次消毒和再次消毒相同,都是从尿道外口由内向外螺旋式擦拭至冠状沟。

### (三) 操作方法

**1. 男性病人**　向上提起阴茎与腹壁成 60°角,使耻骨前弯消失,后推包皮,露出尿道外口。持导尿管自尿道外口轻柔缓慢插入 20~22 cm,见有尿液流出,再继续插入 2 cm 即可。

**2. 女性病人**　分开大、小阴唇,确定尿道外口,持导尿管自尿道外口插入 4~6 cm。见尿后再继续插入 1 cm 即可。

### (四) 注意事项

(1) 插管手法要轻柔,以免损伤尿道黏膜,尤其是男性病人。

(2) 老年妇女因会阴部肌肉松弛,会阴部挛缩,使尿道口回缩,尿道外口的位置发生变化,辨认尿道口会比较困难。

(3) 当导尿管经尿道狭窄部位时,若肌肉痉挛导致插入困难,应稍停片刻,让病人深呼吸,使会阴肌肉放松,再缓慢插入。

(4) 插管中,若发生尿道黏膜损伤、尿道出血、尿路感染等并发症,应按规范操作。

(5) 为女性病人导尿,如导尿管误入阴道,必须更换无菌导尿管重新插入。

# 第二节　膀胱穿刺术

　　膀胱穿刺术可用于急性尿潴留导尿失败,或者禁忌导尿又无条件施行耻骨上膀胱造瘘术的病人,也可用于经穿刺抽取膀胱尿液做检验或细菌培养。

## 一、解剖学基础

### (一)膀胱的位置和形态

　　膀胱是肌性器官,主要功能是储存尿液。膀胱为盆腔脏器,其上方覆盖腹膜。膀胱空虚时全部位于骨盆腔内,充盈时可超出耻骨联合上缘。此时,贴覆在膀胱上面的腹膜也随之上移,使膀胱下外侧壁直接与腹前壁接触(图 6-3)。儿童膀胱位置较高。

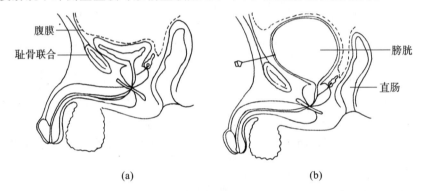

图 6-3　膀胱穿刺

### (二)膀胱的毗邻

**1. 前面**　耻骨联合及耻骨后面的间隙,其间充满结缔组织和膀胱静脉丛。

**2. 上方**　膀胱被覆腹膜,其上邻小肠和乙状结肠。女性膀胱后上方有子宫体。

**3. 后面**　男性膀胱后面是直肠、输精管末端和精囊腺。女性膀胱后面借疏松结缔组织、静脉丛与阴道和子宫颈阴道上部相邻。

**4. 下方**　膀胱的下方为膀胱颈,男性与前列腺相接,并借尿道内口与尿道相通,女性直接与尿生殖膈相邻。

---

### 知识链接 - - - - - - - - - - - - - - - - - - - - - - - - - - -

#### 腹　　膜

　　膀胱是盆腔脏器,其空虚时位于盆腔内、耻骨联合后方。膀胱又是腹膜间位器官,其上方被腹膜覆盖。当膀胱充盈时,其上方可超出耻骨联合上缘,其上的腹膜也会随之上移,此时顺耻骨联合上缘穿刺,可避免刺穿腹膜。

### 二、护理应用要点

**（一）参考体位**

病人取仰卧位。

**（二）穿刺部位**

在耻骨联合上缘正中部进针。

**（三）穿经层次**

依次经皮肤、浅筋膜、腹白线、腹横筋膜、膀胱前壁进入膀胱腔。

**（四）进针技术**

在耻骨联合上缘垂直进针 2～3 cm，待有尿液抽出后再缓慢进针 1～2 cm。

**（五）注意事项**

（1）垂直进针，针尖不可偏向后下，以免伤及耻骨联合后方的静脉丛；针尖也不可偏向后上，以免损伤腹膜。

（2）大量尿潴留者，应缓慢将尿液排出（持续 1～2 h），避免膀胱内压骤降而引起虚脱或膀胱内出血。

# 第三节 灌 肠 术

灌肠术是将一定量的液体由肛门经直肠灌入结肠，以帮助病人清洁肠道（排便、排气）或由肠道供给药物及营养的过程，是临床常用的护理操作项目。根据不同的诊疗目的，可分为保留灌肠和不保留灌肠，导管插入的深度也不同，一般插入直肠或乙状结肠。

### 一、解剖学基础

大肠是消化道的下端，在右髂窝内起自回肠，下端终于肛门，全长分为盲肠、阑尾、结肠、直肠和肛管五部分。大肠的主要功能是储存和排出食物残渣，同时也吸收水分、无机盐和葡萄糖。

**1. 盲肠** 盲肠是大肠的起始段，位于右髂窝内，长 6～8 cm，内侧接回肠，向上续为升结肠。

**2. 结肠** 结肠包绕在小肠周围，可分为升结肠、横结肠、降结肠和乙状结肠四部分。

**3. 直肠** 长约 12 cm，下端续于肛管。直肠沿骶尾骨的前面下降，在矢状面上形成两个弯曲。上方的称直肠骶曲，凸向后方，距肛门 7～9 cm；下方的称直肠会阴曲，凸向前方，距肛门 3～5 cm，是直肠肛管的连接处。直肠的下端明显膨大，称直肠壶腹。

直肠内面有三个横襞，中部横襞最大、最恒定，距肛门约 7 cm，位于直肠的右前壁上；下直肠横襞位置不恒定，距肛门约 5 cm，多位于直肠左侧壁上。插管时，如遇到阻力，不宜用强力，以免损伤直肠横襞。

**4. 肛管** 长约 4 cm,上接直肠,下终于肛门。肛管周围有肛门内、外括约肌,肛门内括约肌是平滑肌,属不随意肌,是肠壁环形肌增厚形成的,环绕于肛管的上 3/4 部,具有协助排便的作用,无括约肛门的作用。肛门外括约肌环绕于肛门内括约肌的外下面,属随意肌,受意识支配,有较强的收缩能力。

**拓展资源** ------------------ 肛直肠环 ----------------●

**知识链接** ------------------------------●

### 会 阴 侧 切

女性阴道位于阴道前庭,其前邻尿道,后邻直肠和肛管。女性分娩时,如胎头过大或分娩困难时,应做会阴侧切,防止阴道向后撕裂,损伤肛门括约肌,影响产妇生活质量。

●-------------------------------

肛管内有 6～10 条纵行的黏膜皱襞,称肛柱。相邻肛柱下端连有半月状的黏膜皱襞,称肛瓣。肛瓣与肛柱下端共同围成的小隐窝,称肛窦(图 6-4)。所有肛瓣边缘与肛柱下端共同连成锯齿状的环形线,称齿状线,是黏膜和皮肤的分界线。肛管的黏膜和皮下有丰富的静脉丛。

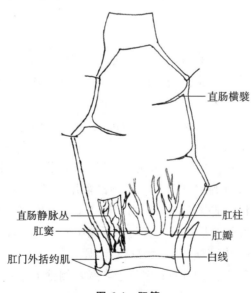

直肠横襞

直肠静脉丛
肛窦
肛门外括约肌
肛柱
肛瓣
白线

**图 6-4 肛管**

拓展资源 ----------------------- 痔疮

## 二、护理应用要点

### （一）参考体位

清洁灌肠采取左侧卧位,结肠灌洗采取右侧卧位(图 6-5)。

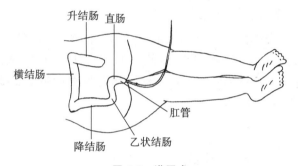

图 6-5 灌肠术

### （二）插管深度

诊疗目的不同,插管深度也不同。一般不保留灌肠插入 7～10 cm,保留灌肠插入 15～20 cm,至直肠以上部位。治疗性灌肠时,根据病变部位不同,可插入 30 cm 以上深度。

### （三）操作方法与注意事项

保留灌肠术前嘱病人排尿排便,以清洁肠道,便于药物吸收。插管时沿直肠弯曲缓慢插入,以免损伤直肠黏膜,尤其是直肠横襞。如遇阻力,可稍停片刻,待肛门括约肌松弛或将插管后退,改变方向后继续插入。乙状结肠活动度较大,在灌肠术中易发生扭转,故灌肠速度不宜过快。

# 第四节　阴道后穹隆穿刺术

阴道后穹隆穿刺术是通过阴道后穹隆穿刺抽取直肠子宫陷凹内的渗出液、血液或脓液等,用以诊断和治疗的一种技术。

## 一、解剖学基础

### （一）阴道的定位

阴道位于盆腔,子宫的下方,为前后略扁的肌性管道,前壁较短,后壁较长(图 6-6)。阴道上端宽阔,包绕子宫颈阴道部,两者之间形成环形凹陷,称阴道穹。按部位可分为前穹、后穹和两侧穹,其中后穹最深,并紧邻直肠子宫陷凹,两者之间仅隔阴道后壁和一层腹膜。当直肠子宫陷凹有积液时,可经阴道后穹穿刺或引流,以协助诊断和治疗。

**知识链接** - - - - - - - - - - - - - - - - - - - - - - - - - - - •

### 直肠子宫陷凹和膀胱子宫陷凹

脏腹膜在子宫与直肠之间形成的凹陷称直肠子宫陷凹。女性,脏腹膜在子宫与膀胱之间尚形成膀胱子宫陷凹。人体直立时,直肠子宫陷凹为腹膜腔的最低点,当腹膜腔有液体时,最易积聚在此。

• - - - - - - - - - - - - - - - - - - - - - - - -

（二）阴道的毗邻（图 6-6）

阴道前壁的上部借膀胱阴道隔与膀胱底及膀胱颈相邻,下部借尿道阴道隔与尿道相邻。阴道后壁的上部与直肠子宫陷凹相邻,故阴道触诊可在阴道后壁触知该陷凹内的情况。中部借直肠阴道隔与直肠壶腹相邻,下部与肛管之间有会阴中心腱。阴道外侧有肛提肌、盆筋膜和紧贴阴道穹的输尿管。

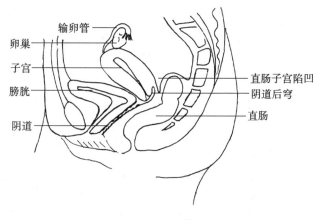

图 6-6 阴道

## 二、护理应用要点

（一）参考体位

病人取膀胱截石位（图 6-7）或半卧位。

（二）穿刺部位

阴道后穹中央部。

（三）穿经层次

依次经阴道后壁、盆膈筋膜、腹膜进入直肠子宫陷凹。

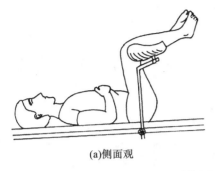
(a)侧面观

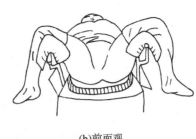
(b)前面观

图 6-7 截石位

（四）进针技术与注意事项

（1）穿刺针平行子宫颈方向进针，边进针边回抽，刺入 2～3 cm 有落空感时即表示到达直肠子宫陷凹，抽取积液。

（2）穿刺不宜过深，以免损伤直肠。

（3）子宫后位时，子宫可能向后位于直肠子宫陷凹上方，此时应防止刺入子宫。

## 小 结

女性尿道宽、短、直，尿道外口位于阴道前庭，其后有阴道口。男性尿道有三个狭窄、两个弯曲，操作时提起阴茎头，消除耻骨前弯，自尿道外口轻柔插入导尿管。

膀胱为盆腔脏器，空虚时位于盆腔内，其前被耻骨联合上缘遮盖。膀胱充盈时，可高出耻骨联合上缘，其上方覆盖的腹膜也会被抬高，此时可经耻骨联合上缘进行穿刺。

灌肠术是将一定量的液体经肛门灌入结肠，治疗某些疾病或给予营养的操作技术。根据不同的目的，选择合适的体位，插入合适的长度。

阴道后穹相对较深，其后邻直肠子宫陷凹，经阴道后穹穿刺，可抽取直肠子宫陷凹内的液体，用以判断腹膜腔内的情况。

## 能力检测

1. 女性尿道和男性尿道分别有哪些特点？
2. 膀胱空虚和充盈时其位置有何不同？
3. 大肠的组成和功能有哪些？

（陈金锋　郑二来）

扫码看答案

# 第七章
# 脊柱区解剖与护理技术

 **学习目标**

**掌握**：腰椎穿刺的位置，骶管麻醉的定位。
**熟悉**：脑脊液的产生和循环，椎骨棘突的定位。
**了解**：椎骨间的连结。

扫码看课件

脊柱区上界为枕外隆凸和上项线，下至尾骨尖，两侧自斜方肌前缘、腋后线及其向下的延长线、髂嵴后缘、髂后上棘至尾骨尖的连线。

# 第一节　腰椎穿刺术

腰椎穿刺术是将穿刺针刺入蛛网膜下隙，抽取脑脊液进行检验，协助诊断和治疗某些疾病。

## 一、解剖学基础

### （一）椎骨棘突及体表定位

椎骨棘突为椎弓后方正中的突起，体表易触及。颈椎棘突短，水平向后；胸椎棘突长，斜向后下方，呈叠瓦状；腰椎棘突板状水平向后，棘突间隙较宽。脊柱前屈时，棘突间隙增大，因此腰椎穿刺时，应使病人脊柱充分前屈，以增大棘突之间的间隙，同时进针方向应与局部棘突倾斜度一致。

> **知识链接**
>
> ### 椎骨的一般形态
>
> 椎骨由前方的椎体和后方的椎弓组成。椎体与椎弓之间形成椎孔，椎弓与椎体相

连处缩窄的部分称椎弓根,其余称椎弓板。椎弓板上有七个突起,分别为向上的一对上关节突,向下的一对下关节突,向两侧的一对横突和向后的一个棘突。

棘突位于皮下,易在体表触及。第 7 颈椎棘突长,又称隆椎,易触及。左、右肩胛冈内侧端的连线平第 3 胸椎棘突,两肩胛骨下角的连线平第 7 胸椎棘突,左、右髂嵴最高点的连线平第 4 腰椎棘突,两侧髂后上棘连线平第 2 骶椎棘突。

(二) 椎骨间的连结

**1. 椎间盘** 位于相邻两椎体之间,由周围的纤维环和中央的髓核构成(图 7-1)。椎间盘富有弹性,在人体剧烈活动时可缓冲震荡。

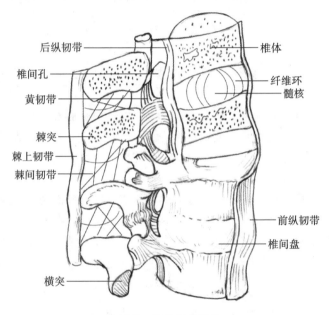

后纵韧带 —— 椎体
椎间孔 ——
黄韧带 —— 纤维环 髓核
棘突 ——
棘上韧带 ——
棘间韧带 ——
—— 前纵韧带
—— 椎间盘
横突 ——

图 7-1 椎骨间的连结

**知识链接**

**髓核的年龄变化**

髓核的弹性随年龄的变化而改变:青年时,髓核中含大量水分,坚实而富有弹性,不易损伤;老年时,髓核中水分减少,因退化而变薄,易发生损伤。

**2. 前纵韧带** 为紧密附着于所有椎体和椎间盘前面的纵长韧带,宽厚而坚韧,有防止脊柱过度后伸和椎间盘向前突出的作用。

**3. 后纵韧带** 位于所有椎体和椎间盘后面的纵长韧带,有防止脊柱过度前屈和椎间盘向后突出的作用,参与构成椎管前壁。

**4. 棘间韧带与黄韧带** 棘间韧带连于相邻的棘突之间,前连黄韧带,后续棘上韧带。

黄韧带位于相邻的椎弓板之间,与椎弓板共同围成椎管的后壁,限制脊柱过度前屈,维持脊柱于直立姿势。

### 知识链接

#### 椎间盘突出

椎骨与其间的椎间盘构成脊柱。脊柱可做屈伸、旋转和侧屈运动。脊柱运动时,椎间盘的髓核形态随受力方向发生改变。椎间盘后部的纤维环较前部和两侧较薄,前纵韧带和后纵韧带主要位于椎骨的前、后方,后外侧支持较少,猝然弯腰或过度劳累时,可引起纤维环破裂,髓核向后外侧突出,压迫脊神经根或脊髓,称椎间盘突出。

### (三)椎管内间隙

脊髓表面的被膜由外向内依次为硬脊膜、蛛网膜和软脊膜,对脊髓具有保护、支持和营养作用。

**1. 硬脊膜**(图7-2) 上端附于枕骨大孔边缘,并与硬脑膜相延续,下端附于尾骨。硬脊膜与椎管内面的骨膜及黄韧带之间的腔隙,称硬膜外隙。内含疏松结缔组织、脂肪组织、淋巴管和椎管内静脉丛,并有脊神经根通过。硬膜外麻醉是将麻醉药物注入此隙,以便阻断脊神经根内的神经传导。

**2. 蛛网膜下隙**(图7-2) 位于蛛网膜与软脊膜之间的腔隙,称蛛网膜下隙,其内充满脑脊液。蛛网膜下隙向上经枕骨大孔与脑蛛网膜下隙相通,下端终于第2骶椎水平。第2腰椎以下的蛛网膜下隙扩大为终池,内有马尾和终丝,已无脊髓,故腰椎穿刺多在此进行。

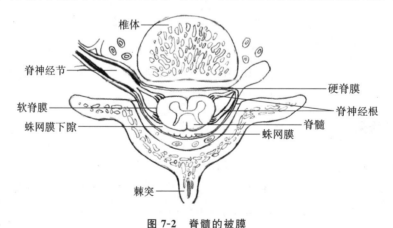

图 7-2 脊髓的被膜

### 知识链接

#### 脊 髓

脊髓位于椎管内,上经枕骨大孔与延髓相连,下端平对第1腰椎体下缘。第1腰椎以下延续为终丝,与其周围的脊神经合称马尾。

拓展资源 —————————— 硬膜外隙与硬膜外麻醉

## (四)脑脊液的产生和循环

脑脊液是各脑室脉络丛产生的无色透明液体,充满于脑室系统、脊髓中央管和蛛网膜下隙。脑脊液对中枢神经系统起缓冲、保护、运送营养物质、运输代谢产物和维持正常颅内压等作用。成人脑脊液总量约为 150 mL,它处于不断产生、循环和回流的动态平衡状态(图 7-3、图 7-4)。

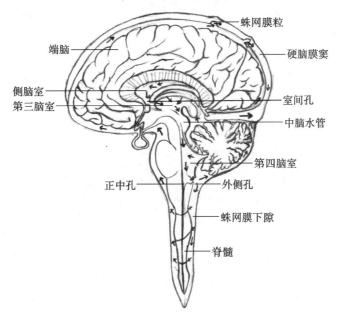

图 7-3 脑脊液的产生和循环

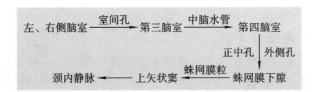

图 7-4 脑脊液的产生和循环示意图

脑脊液由各脑室脉络丛产生,流经 4 个脑室,经第四脑室正中孔和左、右外侧孔进入蛛网膜下隙,最后经蛛网膜粒渗入上矢状窦归入静脉。若脑脊液的循环通路发生阻塞,可导致脑脊液在脑室内潴留,造成脑积水或颅内压增高。

## 二、护理应用要点

### (一)参考体位

病人取侧卧前屈位,使相邻椎骨棘突间隙扩大,利于穿刺(图7-5)。

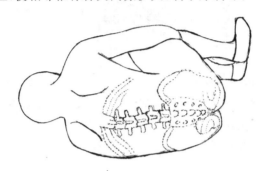

图7-5  侧卧前屈位

### (二)穿刺部位

成人脊髓下端平对第1腰椎体下缘,故腰椎穿刺选在第3~4或第4~5腰椎棘突间隙穿刺(图7-6),可防止损伤脊髓。两侧髂嵴最高点的连线平对第4腰椎棘突,其上、下方的椎间隙均可作为穿刺点。一般选择后正中线与椎间隙的交点处进针。

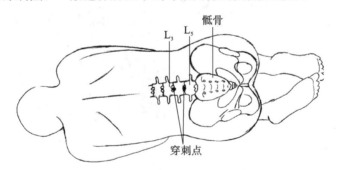

图7-6  腰椎穿刺进针部位

### (三)穿经层次

依次经过皮肤、皮下组织、棘上韧带、棘间韧带、黄韧带、硬膜外隙、硬脊膜、蛛网膜到达蛛网膜下隙。

### (四)进针技术与注意事项

穿刺针在后正中线上垂直背部平面顺棘突方向进针(图7-7),针尖穿过黄韧带、硬脊膜时都有落空感。一般儿童穿刺2~3 cm,成人穿刺5~7 cm。穿刺时应缓慢进针,不可用力过猛,避免难以体会针尖进入蛛网膜下隙的感觉。

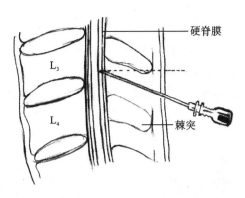

图 7-7　腰椎穿刺进针技术

# 第二节　骶管穿刺麻醉术

骶管穿刺麻醉术是经骶管裂孔注入麻醉药物阻滞骶神经的方法,用于肛门、直肠、会阴、阴道手术及膀胱、直肠镜检查。

## 一、解剖学基础

骶骨由 5 块骶椎融合而成,底向上与第 5 腰椎相连,尖向下与尾骨相连(图 7-8)。骶骨内有纵行的骶管,向上通椎管,向下开口于骶管裂孔。骶管裂孔两侧各有一突起,称骶角,可在体表触及,通常用来定位骶管裂孔。

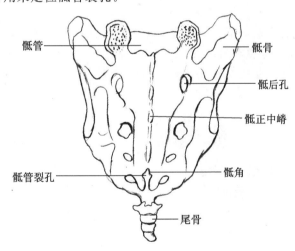

图 7-8　骶骨和尾骨(后面观)

## 二、护理应用要点

### (一)穿刺部位

从尾骨尖沿中线向上,触及凹陷的骶管裂孔及两侧的骶角,两骶角连线的中点即为穿刺点(图 7-9(a))。

## （二）穿刺技术

穿刺针与皮肤成 45°角进针，穿过骶尾韧带时有落空感，即进入骶管，然后随骶骨弧度，针干与皮肤夹角减至 15°～30°，推进骶管内（图 7-9(b)）。

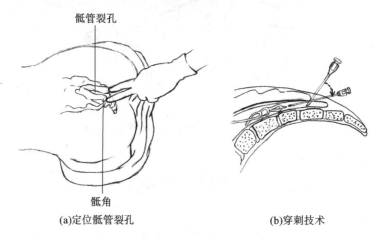

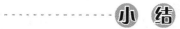

(a)定位骶管裂孔          (b)穿刺技术

**图 7-9 骶管麻醉穿刺部位及穿刺技术**

## （三）注意事项

硬膜囊下界平对第 2 骶椎下缘，相当于两侧髂后上棘的连线。在第 2 骶椎平面以上有蛛网膜下隙，因此，穿刺时针尖不能超过两髂后上棘的连线，否则有可能误入蛛网膜下隙。

#### ◆·········· 小　结

腰椎穿刺是将穿刺针刺入蛛网膜下隙，抽取脑脊液的操作技术。通常选择在第 3～4 或第 4～5 腰椎棘突之间进针。

骶管麻醉是经骶管裂孔注入麻醉药物阻滞骶神经的操作方法。通常用骶角来定位骶管裂孔。

#### ◆·········· 能力检测

1. 椎骨棘突的定位标识有哪些？
2. 骶管裂孔在体内如何定位？

（黄拥军　杨　涛）

扫码看答案

# 第八章
# 上肢解剖与护理技术

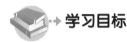 **学习目标**

**掌握**:三角肌的位置,上肢浅静脉的名称和部位。

**熟悉**:三角肌区的血管和神经,上肢浅静脉常用的穿刺部位。

**了解**:上肢皮肤和浅筋膜的组织特点。

扫码看课件

上肢上方以锁骨上缘外 1/3 段及肩峰至第 7 颈椎棘突连线的外 1/3 段与颈部分界,内侧以三角肌前后缘上份与腋前后襞下缘中点的连线与胸背部分界。

# 第一节　三角肌注射术

三角肌注射术是将药物注入三角肌内,利用肌内含有丰富的毛细血管网,能迅速吸收药物这一特性来达到治疗目的。

## 一、解剖学基础

**(一)三角肌区的层次**

**1. 皮肤与浅筋膜**　三角肌区皮肤较厚,浅筋膜较致密,两者总厚度为 0.5~2.0 cm。

**2. 三角肌(图 8-1)**　位于肩部,呈三角形。三角肌起自锁骨外 1/3、肩峰和肩胛冈,肌束从前、外、后三面包绕肩关节后向外下方集中,止于肱骨体上外侧的三角肌粗隆。肌束可分为前部、外侧部和后部三部分,其中外侧部中上份肌肉较厚,平均为 1.4 cm。

**(二)三角肌区的血管及神经**

**1. 前部**　主要有旋肱后动脉、旋肩胛动脉及腋神经等。

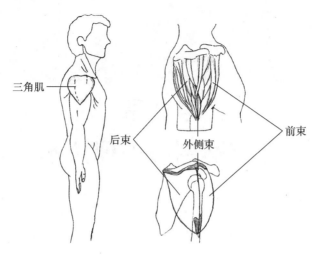

图 8-1　三角肌

- - - - - - - - - - - - - - - - - - - - - - - - - - - - ●

## 腋 神 经

　　腋神经发自臂丛后束,绕肱骨外科颈后方至三角肌深面,肌支支配三角肌和小圆肌,皮支支配肩部和臂部上 1/3 外侧皮肤。腋神经损伤会出现:①运动障碍,三角肌外展幅度较小,不能做梳头、戴帽等动作;②感觉障碍,三角肌区皮肤感觉障碍;③肌肉萎缩,三角肌萎缩,形成"方形肩"。

　　　　　　　　方形肩 - - - - - - - - - - - - - - - - - - - ●

**2. 后部**　主要有旋肱后动脉的分支和桡神经。

- - - - - - - - - - - - - - - - - - - - - - - - - - - - ●

## 桡神经损伤

　　桡神经损伤会出现:①运动障碍,不能伸腕和伸指,拇指不能外展,前臂旋后功能减弱;②感觉障碍,前臂背侧皮肤及手背桡侧半感觉迟钝,"虎口"区皮肤感觉丧失;③手臂伸肌瘫痪,出现"垂腕征"。

拓展资源 ⸺⸺⸺ 桡神经的走行和分布 ⸺⸺⸺•

## 二、护理应用要点

### (一)注射部位

三角肌外侧部中上份肌质较厚,且无较大血管、神经通过,是注射的最佳部位,注射点位于肩峰下 2～3 横指处(图 8-2)。三角肌后部下份深面有桡神经通过,是三角肌内注射的危险区,三角肌下部肌肉较薄不宜作注射部位。

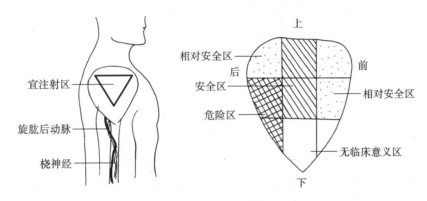

**图 8-2 三角肌注射部位**

### (二)穿经层次

注射针穿过皮肤、浅筋膜、深筋膜至三角肌内。

### (三)进针技术

左手绷紧注射区皮肤,右手持注射器,针头与皮肤垂直进针。三角肌区皮肤、浅筋膜及三角肌的总厚度约为 3.3 cm,故三角肌注射深度一般为 2.5～3.0 cm。

### (四)注意事项

(1)三角肌不发达者不宜作三角肌肌内注射,以免刺至骨面而折针。

(2)注射时针尖不宜向前内或后下偏斜,以免损伤臂丛及桡神经。

# 第二节 上肢浅静脉穿刺术

## 一、解剖学基础

### (一)上肢局部层次

上肢浅静脉位置表浅,走行于浅筋膜中,表面覆以皮肤。上肢各部位的皮肤和浅筋膜的厚度各有不同。上肢前部和手背皮肤薄而松弛,浅筋膜薄而疏松,浅静脉丰富,体表清晰可见,为常选的静脉穿刺部位。

### (二)上肢的浅静脉

上肢的浅静脉起自手背静脉网(图 8-3)。

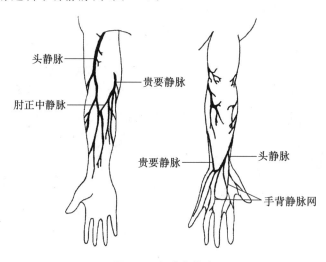

**图 8-3 上肢浅静脉**

1. **手背静脉网** 手背皮肤薄而松弛,浅筋膜疏松,浅静脉丰富,体表清晰可见,为常选的静脉穿刺部位。

2. **头静脉** 头静脉起自手背静脉网的桡侧,越过腕部后由桡侧转至前臂的前面,在前臂桡侧上行,上行于肱二头肌外侧,继而经三角肌胸大肌间沟,在胸前外侧壁上部向深部注入腋静脉或锁骨下静脉。头静脉在腕关节至肘窝一段较浅表,是穿刺的常用部位。

3. **贵要静脉** 贵要静脉起自手背静脉网的尺侧,于腕背侧部向尺侧转至前臂前面沿尺侧上行,在肘窝接受肘正中静脉后继续上行,在肱二头肌内侧上升至臂中点处向深部注入肱静脉。贵要静脉在前臂上 2/3 处位置恒定浅表、相对较粗,其注入端与肱静脉走行方向是一致的,是穿刺和插管的常选部位。

4. **肘正中静脉** 斜行于肘前区皮下,连接头静脉和贵要静脉。常接受前臂正中静脉。肘正中静脉位于皮下,粗而短,较固定,是静脉穿刺采血的常用部位。

**知识链接**

### 静脉与浅静脉

　　静脉是导血回心的血管，止于心房。静脉起于毛细血管的静脉端，向心回流过程中不断接受属支，越汇越粗，形成小静脉、中静脉、大静脉，注入心房。浅静脉位于皮下浅筋膜内，又称皮下静脉，数目众多，位置表浅，临床多用作静脉注射、输液、输血和采血的部位。

**拓展资源**　　　　　　　　深静脉

## 二、护理应用要点

### （一）部位选择

　　根据病人不同情况和治疗需要，选择不同部位的静脉。穿刺方向应与血液回心方向一致。如果病人是慢性病病人，需长期输液者，应从手背静脉网的小静脉开始，有计划地使用和保护静脉，由远心端到近心端，左、右两侧血管交替使用，延长血管的使用时间。如果仅是一次采血或注射，可选用肘窝附近暴露较好的静脉穿刺，提高穿刺成功率。

**知识链接**

### 静脉穿刺方向

　　静脉血流方向是自外周末端沿静脉向心回流，因此常规穿刺静脉，多沿静脉回流方向进行穿刺，即"向心法"，反向穿刺则为"离心法"。

**知识链接**

### 静脉穿刺血管选择

　　血管选择的正确与否是能否"一针见血"的重要因素。我们通常都会选择柔软、粗直、弹性好的血管。对于短期输液的病人可选择有弹性、粗直的血管，以在光洁、无瘢痕的皮肤处进针为宜。选择上肢静脉时，尽量选择桡侧血管，因尺侧神经末梢更丰富，痛感更强。尽量选择较平坦的位置，这样固定较好，病人轻微活动不易外渗。在抢救时则需争分夺秒,应尽量选择离心脏较近的大静脉给药。

## (二)穿经层次

全身各处的静脉穿刺,穿经层次基本相同,即依次经过皮肤、皮下组织、静脉壁。年龄、性别、个体不同,静脉壁的厚度、弹性和硬度也有所不同。

## (三)穿刺技术

穿刺时,一手拇指绷紧静脉下端皮肤,固定血管,另一手持注射器,针尖斜面向上,与皮肤成15°～30°角,自静脉上方或侧方刺入皮下,沿静脉走行方向潜行刺入静脉,见回血后,再将针头平行送入血管少许,放平针头并固定(图8-4)。

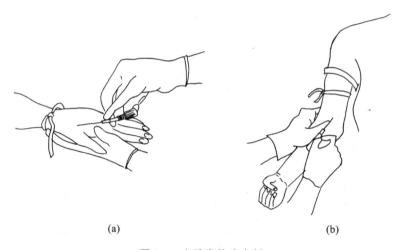

(a)           (b)

图 8-4 上肢浅静脉穿刺

**知识链接**

### 静脉止血带的作用

止血带是静脉穿刺的必备用物,临床常用的止血带是一根空心橡胶管,静脉穿刺时止血带系在穿刺部位的近心端,可以暂时阻断远端的静脉回流,使局部静脉充盈,以保证穿刺成功。

## (四)注意事项

(1)上肢静脉的管腔内有较多的静脉瓣,在其属支汇合处,一般均有静脉瓣,穿刺时应避开,以免损伤静脉瓣。

(2)穿刺时,应尽量避开关节部位,以便于针头固定和病人活动。

(3)静脉管壁较薄,平滑肌和弹性纤维少,易被压扁,因此穿刺时用力不可过猛。

(4)老年人手背皮肤松弛,皮下脂肪少,手背静脉滑动度大,穿刺进针时将腕关节屈曲,拉紧手背皮肤,固定静脉,再沿静脉走向穿刺。

# 第三节 桡动脉穿刺术

桡动脉穿刺是通过穿刺桡动脉抽取动脉血,主要用于血气分析。

**知识链接** ------------------------------•

## 血气分析

血气分析是应用血气分析仪测定人体血液中的 $H^+$、$O_2$、$CO_2$ 的浓度,判断人体的呼吸功能与酸碱平衡状态。它能直接反映肺换气功能及其酸碱平衡状态。采用的标本常为动脉血。

•------------------------------

## 一、解剖学基础

桡动脉在桡骨颈水平发自肱动脉,经肱桡肌和旋前圆肌之间,沿前臂桡侧下行,在腕上方 1 cm 处位置表浅,可在此触及其搏动,是触摸脉搏的常用部位。桡动脉沿途分支分布于前臂桡侧肌。

腕关节处皮肤较薄,弹性大,易滑动。皮下组织菲薄,易于触及其深面结构。前臂前群肌肌腱多经腕关节进入手掌,在腕关节稍上方,由外向内可分别触及桡侧腕屈肌腱、掌长肌腱、指浅屈肌腱、尺侧腕屈肌腱,桡侧腕屈肌腱外侧可触及桡动脉搏动(图 8-5)。

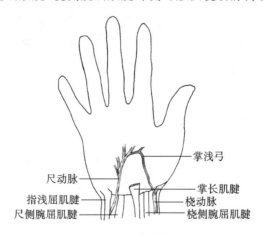

图 8-5 桡动脉

## 二、护理应用要点

### (一) 参考体位

病人取坐位或卧位,手心向上,手指微曲,腕下垫软垫,使手背屈,绷紧腕关节周围皮肤,便于穿刺。

（二）穿刺部位

穿刺部位应选择桡动脉走行较直且搏动明显的部位，一般选择在桡骨茎突近端 1 cm 动脉搏动处（图 8-6），因为该部位桡动脉的走行较直且相对表浅，穿刺容易成功。若桡动脉搏动较弱，可将腕关节屈曲，在桡侧腕屈肌腱外侧或桡骨茎突内侧认真触摸。

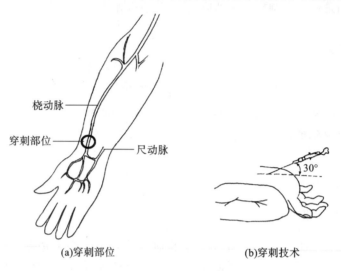

(a)穿刺部位　　　　　　　　(b)穿刺技术

图 8-6　桡动脉穿刺部位及穿刺技术

（三）穿刺方法

操作者将左手的示指、中指、环指自穿刺部位由远至近依次轻放于病人桡动脉搏动最明显处，则三指连线即为桡动脉的走行。穿刺针在示指所在部位与皮肤成 30°～45°角缓慢进针，进针方向为三指所指方向，针头刺入血管壁，则可见回血（图 8-6）。穿刺时，针头刺入动脉后会引起血管收缩，如未见到回血，需稍待片刻，往往可见回血，不可急于进退针头，以免造成穿刺失误。

（四）穿经层次

穿刺针穿经皮肤、浅筋膜达血管壁。

（五）注意事项

（1）选用桡动脉穿刺前实施 Allen 试验，阳性者不宜选用桡动脉。

（2）在桡动脉搏动最明显处进针，拔针后按压穿刺点 5～10 min，必要时使用压力绷带包扎穿刺点。

**知识链接** - - - - - - - - - - - - - - - - - - - - -

### Allen 试验

①操作者用双手同时按压桡动脉和尺动脉；②嘱病人反复用力握拳和张开手指 5～7 次至手掌变白；③松开对尺动脉的压迫，继续保持压迫桡动脉，观察手掌颜色变化。若手掌颜色 10 s 内迅速变红或恢复正常，即 Allen 试验阴性，可以经桡动脉进行

介入治疗,一旦桡动脉发生闭塞也不会出现缺血;相反,若 10 s 后手掌颜色仍为苍白,即 Allen 试验阳性,这表明手掌侧支循环不良,不应选择桡动脉行介入治疗。

**小 结**

三角肌位于肩部,三角肌外侧部中上份肌质较厚,且无较大血管、神经通过,是注射的最佳部位。注射针穿过皮肤、浅筋膜、深筋膜至三角肌内。

上肢的浅静脉有手背静脉网、头静脉、贵要静脉和肘正中静脉。头静脉在腕关节至肘窝一段较浅表,是穿刺的常用部位;贵要静脉在前臂上 2/3 处位置恒定浅表、管径较粗,是穿刺和插管的常选部位;肘正中静脉位于皮下,粗而短,较固定,是静脉穿刺采血的常用部位。

桡动脉穿刺是通过穿刺桡动脉抽取动脉血,主要用于血气分析,穿刺部位多选择桡动脉走行较直且搏动明显的部位,一般选择在桡骨茎突近端 1 cm 动脉搏动处,此处桡动脉的走行较直且相对表浅,穿刺容易成功。

**能力检测**

1. 简述三角肌注射的常用部位。
2. 简述上肢浅静脉穿刺的常用部位。
3. 简述桡动脉穿刺的常用部位。

(朱景涛 陈金锋)

扫码看答案

# 第九章
# 下肢解剖与护理技术

扫码看课件

    下肢与躯干直接相连。前方以腹股沟与腹部分界,后方以髂嵴与腰骶部分界,两下肢上内侧为会阴部。

# 第一节    臀肌注射术

    臀部肌肉肥厚,有丰富的毛细血管网,是临床肌内注射最为常用的部位,尤其是臀大肌,其次是臀中肌和臀小肌。

## 一、解剖学基础

### (一)臀部层次

    **1. 皮肤与浅筋膜**    臀部皮肤较厚,浅筋膜内含大量的纤维束和脂肪组织,其厚度成人可达2～4 cm,但髂前上棘后区浅筋膜较薄。

    **2. 臀筋膜**    即臀部的深筋膜,分两层包裹臀大肌,向上附于髂嵴,向下续于大腿阔筋膜。筋膜向深面发出许多纤维隔,分隔各肌束,对其起固定作用。

    **3. 臀大肌(图9-1)**    位于臀部浅层,形成特有的臀部隆起,其深面是臀中肌及臀小肌。臀大肌形似四方形,厚1～3 cm,小儿此肌不发达,较薄,平均厚度约0.8 cm。

    **4. 臀中肌和臀小肌(图9-1)**    前上部位于皮下,后下部被臀大肌覆盖,呈扇形。臀小肌位于臀中肌深面,呈扇形,位置比臀中肌稍低。两肌总厚度成人约为 2.5 cm,学龄前儿童约为 1.5 cm。

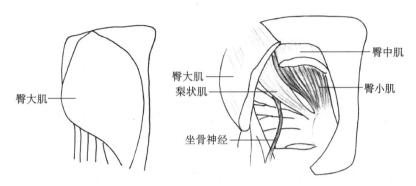

图 9-1 臀部结构

**(二)臀部的血管和神经**

臀部的血管和神经位于臀大肌的深面,经梨状肌上、下孔穿过。穿梨状肌上孔的结构自外侧向内侧依次为臀上神经、臀上血管。穿梨状肌下孔的结构由外侧向内侧依次为坐骨神经、股后皮神经、臀下血管、阴部内血管和阴部神经等。臀上动脉的深支位于臀中肌的深面,该支又分为上、下两支,深上支沿臀小肌上缘走行,深下支在臀中、小肌之间向外走行。臀上神经与深支伴行支配臀中、小肌。

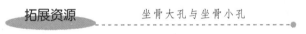

拓展资源　　　　坐骨大孔与坐骨小孔

**知识链接**

**梨 状 肌**

梨状肌位于臀中肌的内下方,坐骨大孔被梨状肌分隔为梨状肌上孔和梨状肌下孔。梨状肌上孔有臀上神经、臀上动脉通过,梨状肌下孔有臀下神经、臀下动脉和坐骨神经通过。

坐骨神经与臀肌注射的关系最为紧密。坐骨神经在梨状肌下孔出盆腔至臀大肌中部深面(图 9-1),约在坐骨结节与股骨大转子连线的中点处下降至股后部,在腘窝上方分为胫神经和腓总神经。

## 二、护理应用要点

### (一)参考体位

病人多取坐位或侧卧位。侧卧位时,上方的腿自然伸直,下方的腿稍弯曲。

### (二)注射部位

**1. 臀大肌注射** 临床上常采用十字法和连线法(图 9-2)。

(1)十字法:从臀裂顶点向外侧画一水平横线,再从髂嵴最高点向下画一垂线,两线相交成"十"字。十字法将臀区分为四部,外上 1/4 部位血管、神经较少,为臀大肌注射最佳部位。由于此区内下角靠近坐骨神经及臀下血管、神经,故进针时针尖勿向下倾斜。

(2)连线法:将髂前上棘至骶尾连接处作一连线,将此线分为三等份,其外上 1/3 为注射区。

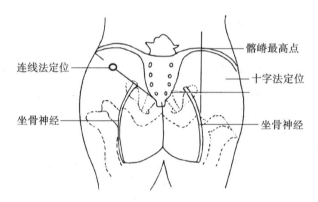

图 9-2 臀大肌注射区域定位法

**2. 臀中肌和臀小肌注射** 臀中肌、臀小肌区血管、神经分布少,脂肪组织较薄,应用广泛。常用定位方法有两种:①以示指先置于髂前上棘,中指向后尽量与示指分开,中指尖抵达髂嵴下缘,示指、中指与髂嵴围成的三角区域即为最佳注射部位。该部恰好位于臀上血管的深上支与深下支之间(图 9-3)。②髂前上棘外侧三横指处,即为注射部位。以病人手指宽度为准。

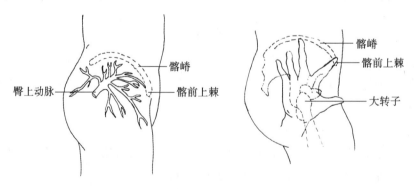

图 9-3 臀中肌和臀小肌注射部位示意图

（三）穿经层次

注射针穿经皮肤、浅筋膜、臀筋膜至臀大肌或臀中肌、臀小肌。

（四）进针深度

成人臀部皮肤、皮下组织及臀大肌较厚，一般总厚2～5 cm，故臀大肌注射一般刺入深度为2.5～3.0 cm；学龄前儿童不超过2 cm，过浅达不到肌肉，易引起皮下硬结及疼痛，过深触及髂骨，可引起剧痛。

臀中肌和臀小肌注射区皮下组织较薄，进针深度应小于臀大肌注射的深度，一般为2.0～2.5 cm。过深针尖易触及骨面，引起疼痛。

（五）注意事项

（1）十字法定位臀大肌注射时，外上区的内下角距臀部血管和神经较近，进针时勿向下倾斜，以免损伤坐骨神经。

**知识链接** - - - - - - - - - - - - - - - - - - - - - - - - - - - ●

**注射性神经损伤**

注射性神经损伤是一种医源性损伤。损伤的机制：①药物注入神经干或其周围，造成血-神经屏障破坏和瓦勒氏变性，对神经产生直接毒性作用，引起多种理化改变，出现神经微血管通透性障碍、渗出、水肿、瘢痕粘连等；②针尖直接刺伤神经干内或其周围的营养血管，形成血肿压迫神经干；③药物作用于神经周围组织，出现组织粘连或其形成纤维束带压迫神经干。神经损伤通常是以上三种因素共同作用的结果。

**拓展资源** - - - - - - - 瓦勒氏变性 - - - - - - - - - - - - - - ●

（2）2岁以下婴幼儿因臀部肌肉发育不好，不宜做臀部注射。

（3）进针后应回抽，无回血方可注射。

# 第二节　股外侧肌注射术

股外侧肌是肌内注射的常用部位之一，婴幼儿因臀部肌肉不发达，可采用股外侧肌注射，常用于小儿预防接种。

## 一、解剖学基础

股外侧肌主要位于大腿的外侧,与股直肌、股中间肌、股内侧肌合称股四头肌。股外侧肌起于股骨粗线,向下与其他三头汇合为股四头肌腱,环绕髌骨,在髌骨下方形成髌韧带止于胫骨粗隆(图9-4)。

股外侧肌主要有旋股外侧动脉营养。旋股外侧动脉起自股深动脉外侧壁,向外侧分为升支和降支,降支沿股直肌的后方向外下走行至股外侧肌中部前缘,分支营养股外侧肌。股神经的股外侧支支配股外侧肌,此支与旋股外侧动脉及其降支伴行至股外侧肌。

髂胫束为股部阔筋膜的外侧增厚部分,起于髂嵴前份的外侧缘,其上部分为两层包裹阔筋膜张肌,其下部的纤维增厚呈扁带状,经股外侧肌表面向下止于胫骨外侧髁(图9-4)。

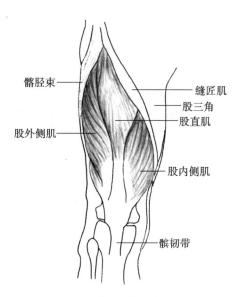

图9-4 股四头肌与髂胫束

## 二、护理应用要点

### (一)参考体位

病人取坐位或仰卧位。

### (二)注射部位

大腿中段外侧。2岁内的婴儿因臀肌不发达,可选股外侧肌注射。

### (三)穿经结构

穿经皮肤、浅筋膜、髂胫束至股外侧肌。

### (四)进针技术

消毒局部皮肤,左手绷紧皮肤,右手持注射器与皮肤成90°角刺入。

（五）注意事项

（1）注射部位不可过于靠近前内，针尖亦不能向前内倾斜，以免损伤股血管及神经。

（2）股外侧肌相对较薄，故针梗不可垂直刺入，以免过深刺至股骨引起折针。

（3）成人髂胫束较厚，穿刺时针尖穿过会有阻力感。

# 第三节　下肢浅静脉穿刺术

下肢浅静脉走行于浅筋膜中，表面覆以皮肤。下肢各部位的皮肤和浅筋膜的厚度各有不同。踝前区与足背皮肤较薄，浅筋膜薄而疏松，缺少脂肪，浅静脉清晰可见。

## 一、解剖学基础

下肢的浅静脉起自足背静脉弓（图9-5）。

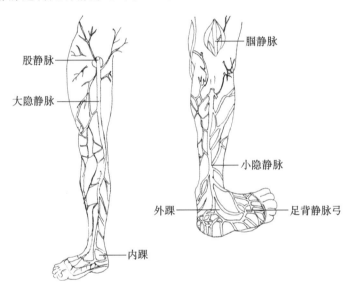

图 9-5　下肢浅静脉

（一）足背静脉弓

由趾背静脉于跖骨远端汇合成足背静脉弓，弓的外侧续于小隐静脉，内侧续于大隐静脉。足背静脉没有静脉瓣，血液可经大隐静脉、小隐静脉两个方向回流。

（二）大隐静脉

大隐静脉在足的内侧缘起于足背静脉弓的内侧，经内踝前方上行，沿小腿内侧缘，过膝关节内侧，再沿大腿内侧上行，并逐渐转向前方，最后于耻骨结节外下方3～4 cm处注入股静脉。

大隐静脉是全身最长的浅静脉，行程较长，经内踝前方处位置表浅而恒定，临床常在此做静脉切开或穿刺。

大隐静脉曲张

**（三）小隐静脉**

小隐静脉在足的外侧缘起于足背静脉弓的外侧,经外踝后方,沿小腿后面上行,在腘窝下方注入腘静脉。小隐静脉在外踝后方位置表浅,临床常在此进行静脉穿刺。

## 二、护理应用要点

**（一）穿刺部位**

根据病人不同情况和治疗需要,选择不同部位的静脉。

**（二）穿经层次与进针技术**

同上肢浅静脉穿刺。

# 第四节　股动脉、股静脉穿刺术

股动脉穿刺术用以抽取动脉血进行血气分析,或通过穿刺将导管插入动脉内,进行动脉造影或注入栓塞剂治疗肿瘤等疾病。股静脉穿刺术适用于外周浅静脉穿刺困难但需采集血液标本或需静脉加压输液、输血的病人,也适用于心导管检查术。

## 一、解剖学基础

**（一）股三角的解剖学特点**

**1. 股三角**　位于股前内侧区上 1/3 部,呈一底向上、尖向下的倒三角形凹陷(图 9-4),下续收肌管。股三角表面由浅至深依次覆盖皮肤、浅筋膜和大腿阔筋膜。股三角的上界为腹股沟韧带,外下界为缝匠肌的内侧缘,内下界为长收肌的内侧缘。股三角内的结构由外侧向内侧依次为股神经、股鞘及其所包含的股动脉、股静脉、股淋巴结等(图 9-6)。

**2. 股鞘**　股鞘为腹横筋膜及髂筋膜向下延续包绕股动、静脉上段的筋膜鞘(图 9-7),呈漏斗形,长 3～4 cm,向下与股血管外膜愈着。鞘内有两条纵行的纤维隔将鞘分为 3 个腔,外侧腔容纳股动脉,中间腔容纳股静脉,内侧腔容纳股管。

**知识链接**

### 股　管

股管为股鞘内侧份一个潜在性间隙(股鞘内侧格),长 1～2 cm。其上口为股环,通腹膜外间隙;下口为盲端,正对隐静脉裂孔。腹腔内容物若顶着腹膜通过股环进入股管则形成股疝。

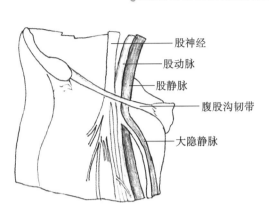

图 9-6　股三角

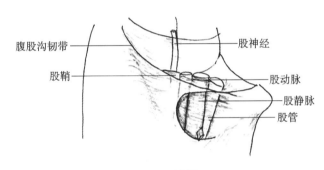

图 9-7　股鞘

（二）股动脉

股动脉自腹股沟韧带中点后方由髂外动脉延续而来(图 9-6、图 9-7)。在股三角内股动脉穿经股鞘外侧腔,至股三角尖处进入收肌管,移行为腘动脉。在腹股沟韧带中点稍下方位置表浅,在此分出腹壁浅动脉和旋髂前动脉,分布于腹前壁下部和髂前上棘附近的皮肤和浅筋膜。

（三）股静脉

股静脉为腘静脉的直接延续,向上与股动脉伴行,经腹股沟韧带后方移行为髂外静脉(图 9-6、图 9-7)。股静脉于耻骨结节外下方 3～4 cm 处收集大隐静脉的血液。静脉内静脉瓣丰富,可防止血液逆流。

## 二、护理应用要点

（一）参考体位

股动脉穿刺:病人取仰卧位,穿刺侧髋关节微屈并外展、外旋。

股静脉穿刺:病人取仰卧位,臀部稍垫高,髋关节伸直并稍外展、外旋。

（二）穿刺部位

股动脉穿刺:在股三角内,股动脉内侧有股静脉伴行(相距 0.3～0.5 cm),外侧有股神经,故股动脉穿刺点选择在腹股沟韧带中点下方 2～3 cm 股动脉搏动最明显处(图 9-8)。

股静脉穿刺:在股三角底,股静脉占据股鞘的中间部,位于股动脉和股管之间,寻找股静脉应以股动脉为标志(图 9-8)。穿刺点一般选择在腹股沟韧带中点下方 2～3 cm,股动脉搏动点的内侧 0.5～1.0 cm 处。

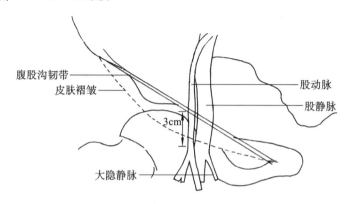

**图 9-8　股动脉、股静脉穿刺部位**

（三）穿经层次

穿刺针穿经皮肤、浅筋膜、阔筋膜、股鞘达血管壁。

（四）进针技术

股动脉穿刺:穿刺针与股动脉长轴成 40°或 90°角刺入。针尖刺入深筋膜有搏动感提示已触及动脉管壁,再向前稍推进刺入股动脉,此时可见鲜血入注射器。

股静脉穿刺:在腹股沟韧带稍下方摸到股动脉搏动,其内侧即为股静脉。左手固定股静脉,右手持穿刺针与皮肤成 40°或 90°角刺入。边穿刺边回抽,回抽见暗红色血液,提示已达股静脉,固定针头。

（五）注意事项

（1）穿刺时,注意区分动脉和静脉。动脉血液鲜红,血管压力大,血液直入注射器;静脉血液暗红,血管压力小,回抽见血。

（2）股静脉穿刺时,穿刺点不可过低,以免穿透大隐静脉根部。

（3）穿刺时,穿刺不可过深,防止穿透血管壁。

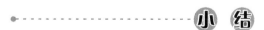 **小　结**

臀肌注射包括臀大肌注射和臀中肌、臀小肌注射。臀大肌注射定位有"十字法""连线法",臀区外上 1/4 部位血管、神经较少,为臀大肌最佳注射部位。臀中肌、臀小肌注射定位有两种方法,髂前上棘外三横指处为其最佳注射部位。

股外侧肌是肌内注射的常用部位之一,常用于婴幼儿。股外侧肌主要位于大腿的外侧,与股直肌、股中间肌、股内侧肌合称股四头肌。该肌注射时可用大腿中段外侧。

下肢浅静脉有足背静脉弓、大隐静脉和小隐静脉。大隐静脉内踝前方处位置表浅而恒定,临床常在此做静脉切开或穿刺。小隐静脉在外踝后方位置表浅,临床常在此进行静脉穿刺。

股动脉穿刺常用于抽取动脉血进行血气分析,股静脉穿刺多用于采血、加压输液或输血等。股动脉在腹股沟韧带中点稍下方,位置表浅,股动脉穿刺点选择在腹股沟韧带中点下方2～3 cm股动脉搏动最明显处。寻找股静脉应以股动脉为标志。穿刺点一般选择在腹股沟韧带中点下方2～3 cm,股动脉搏动点的内侧0.5～1.0 cm处。

 **能力检测**

1. 简述臀肌注射的部位。
2. 简述下肢浅静脉的组成和穿刺部位。
3. 简述股动脉穿刺和股静脉穿刺的部位。

(朱景涛 陈宇清)

扫码看答案

# 第十章
# 关节常用功能位及
# 不适当体位

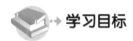**学习目标**

**掌握**：主要关节的功能位。

**熟悉**：不适当体位及其预防方法。

**了解**：常见的关节畸形。

扫码看课件

功能位是指能使肢体发挥最大功能的位置,肢体各个关节都有各自的功能位。当关节功能不能完全恢复时,一般需将其固定在功能位,保证其最有效的、最起码的活动范围。

## 一、关节基本运动形式

屈伸运动:关节沿额状轴运动。骨与骨之间的角度减小为屈,反之为伸。在足部,足背靠近小腿前面为背屈,反之为跖屈。

内收、外展运动:关节沿矢状轴运动,使骨向正中矢状面移动为内收,反之为外展。

内旋、外旋运动:关节围绕骨的长轴而旋转的运动,使骨的前面转向内侧为内旋,反之为外旋。

**知识链接**

### 人体的轴

按照解剖学姿势,人体具有三个相互垂直的轴。①垂直轴:为上下方向垂直于水平面,与人体长轴平行的轴。②矢状轴:为前后方向与人体长轴相垂直的轴。③冠状轴:为左右方向与上述二轴相垂直的轴。人体的轴主要用来定义关节的运动。围绕冠状轴的运动称为屈和伸;围绕矢状轴的运动称为内收和外展;围绕垂直轴的运动称为旋转。

## 二、关节的功能位

### （一）上肢

上肢的主要活动以灵活性为主，是手在上肢运动链带动下的活动。上肢的肩关节、肘关节、腕关节以多样化的连接方式，保证充分发挥手的功能，完成各种复杂多变的运动。

**知识链接**

#### 运 动 链

人体若干环节借助关节使之按一定顺序衔接起来，称运动链。在人体，上肢由肩带、上臂、肘关节、前臂、腕关节、手等形成上肢运动链；下肢由髋关节、大腿、膝关节、小腿、踝关节、足等形成下肢运动链。

**知识链接**

#### 开链运动与闭链运动

开链运动：指肢体近端固定而远端关节活动的运动，如步行时的摆动相等。开链运动的特点是各关节链有其特定的运动范围，远端的运动范围大于近端，速度也快于近端。在强化肌力的训练中，肌肉爆发力的训练应选择开链运动训练。

闭链运动：指肢体远端固定而近端关节活动的运动，如步行时的支撑相等。闭链实际上是将开链的旋转运动转换成线性运动，因此运动时不增加关节的切力，可以增加保护作用，更接近于功能性康复，对于某些疾病可以提供更早期、安全、有效的康复手段。

**1. 肩关节** 肩关节的功能位为外展 45°，前屈 30°，外旋 15° 的位置（图 10-1）。肩关节处在此位置时，病人利用肩胛骨和锁骨间的运动范围，患侧手臂一般可摸到头面部和臀部。

**2. 肘关节** 肘关节的功能位为屈曲 90° 左右（图 10-1）。肘关节屈曲时，协同上肢运动链活动，可完成梳头、刷牙等日常动作，同时由于体位和重力作用，肘关节伸易于屈，当肘关节功能受限时，受限多为屈肘。

**3. 腕关节** 腕关节的功能位为背屈 20°～30°（图 10-1）。腕关节为复合关节，由桡腕关节、腕尺关节及桡尺远侧关节组成，有屈、伸、收、展、环转等多种运动形式。

**4. 手** 手的功能位为腕关节背屈 30°，除拇指外的其他四指呈半握拳状，拇指稍外展、指尖靠近其他四指，即手指呈对掌运动状态（图 10-1、图 10-2）。手的精细运动较为复杂，尤其是拇指的外展与对掌运动，使手指从单向运动发展为对立运动，可保证抓握等日常动作的完成。

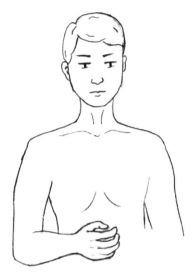

图 10-1　上肢关节的功能位

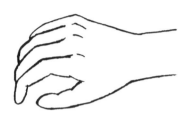

图 10-2　手的功能位

## （二）下肢

下肢的主要功能是负重、平衡和行走,要求下肢各关节不仅要稳定,而且要有一定的活动度。

**知识链接** - - - - - - - - - - - - - - - - - - - - - ●

### 步行周期的摆动相与支撑相

正常步态的步行周期是指行走过程中一侧足跟着地至该侧足跟再次着地所经过的时间。每一个步行周期分为支撑相和摆动相。支撑相是指下肢接触地面和承受重力的时间,约占步行周期的 60%,摆动相是指足离开地面向前迈步到再次落地之间的时间,约占步行周期的 40%。

**1. 髋关节**　髋关节的功能位为外展 10°～20°,前屈 15°～20°,外旋 5°～10°(图 10-3)。髋关节是下肢发挥功能的主要关节。足跟着地时其屈曲角度最大,足跟离地时接近完全伸直,以后转为屈曲,到足跟开始离地时又接近伸直。此屈—伸—屈活动,可以减小足跟触地时的震动,也能尽量减少身体重心在垂直方向的上下移动。

**2. 膝关节**　膝关节的功能位为屈曲 5°～10°,儿童可用伸直位(图 10-4)。行走时,足跟离地,膝关节渐屈曲,最大屈曲角度约 60°。

**3. 踝关节**　踝关节的功能位为其中立位,即不背伸或跖屈,不外翻或内翻,足底平面不向任何方向偏斜(图 10-4)。踝关节将人体重力向下传递到足,通过足弓分散人体重力,主要起支撑作用。行走时,踝关节活动范围在背伸 20°与跖屈 20°,足跟着地时约为背伸 20°,足趾离地时约为跖屈 20°,踝关节背伸与跖屈只要各自维持 20°,即可保证日常活动。

人体各主要关节的功能位比较见表 10-1。

表 10-1　主要关节功能位

| 关节 | 功能位 |
|---|---|
| 肩关节 | 外展 45°,前屈 30°,外旋 15° |
| 肘关节 | 屈曲约 90° |
| 腕关节 | 背屈 20°~30° |
| 手 | 腕关节背屈 30°,除拇指外的其他四指呈半握拳状,拇指呈对掌运动状态 |
| 髋关节 | 外展 10°~20°,前屈 15°~20°,外旋 5°~10° |
| 膝关节 | 屈曲 5°~10°,儿童可用伸直位 |
| 踝关节 | 不背伸或跖屈,不外翻或内翻,足底平面不向任何方向偏斜 |

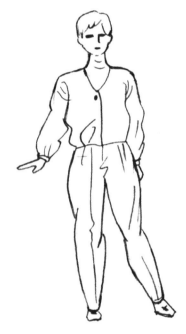

图 10-3　髋关节的功能位

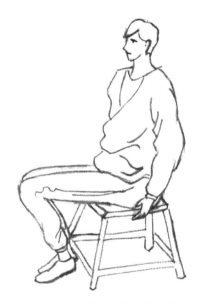

图 10-4　膝关节与踝关节的功能位

### 三、常见的关节畸形

**1. 足下垂**　足下垂即足向跖侧屈。当病人长期处于仰卧位时,由于被服的压迫和重力的关系,小腿前面的肌肉受到牵拉而伸长,小腿后面的肌肉便相应地缩短而出现足下垂,将来站立时足跟不能着地。

**2. 膝关节畸形**　大腿后群肌(股二头肌、半腱肌和半膜肌)是一组容易发生挛缩的肌。当病人长期处于仰卧位,持续在腘窝部垫枕屈曲膝关节,膝关节可很快发生挛缩,不能伸直。

**3. 髋关节畸形**　床面太软,臀部凹陷,髋部长期处于屈曲位,可出现屈髋畸形,站立时不能完全伸直髋关节,因而人体不能直立。侧卧位时,大腿经常处于髋内收、屈曲位,可能发生髋内收畸形,甚至有髋关节脱位的危险。仰卧位容易出现大腿外旋畸形。

**4. 肩内收畸形** 病人仰卧位时,常常自然地把两臂靠着躯干,两手放在上腹部。胸大肌等臂内收肌,也是很容易发生挛缩的肌肉,很快出现肩内收畸形,使臂外展受限。

**5. 脊柱弯曲** 正常脊柱从侧面观察有 4 个生理性弯曲,自上面而下依次为颈曲、胸曲、腰曲和骶曲,颈曲和腰曲凸向前,胸曲和骶曲凸向后。长期侧卧于软床垫上,因中间凹陷,易出现脊柱侧弯,致使胸廓畸形,肺通气量减少。

半坐位常使病人有向前滑动移位的倾向,于是臀向前移,脊背随之下滑,下腰部取代了臀部的位置承受上身的重量,从而出现脊柱弯曲,胸部凹陷,使脊柱的生理弯曲发生改变,背部肌肉受到牵拉而发生疼痛,肺部因胸部凹陷不能正常扩张。

## 四、各种卧位易发生的问题和预防方法

### (一)仰卧位

仰卧位时,病人容易发生的问题和预防方法见表 10-2、图 10-5。

表 10-2　仰卧位易发生的问题和预防方法

| 容易发生的问题 | 预防方法 |
| --- | --- |
| 头过度伸展或屈曲,颈部肌肉疲劳,且影响呼吸 | 头和肩下垫枕,高度适当 |
| 脊柱腰曲变直 | 脊柱腰曲下垫枕 |
| 大腿外旋 | 股骨粗隆外侧垫枕 |
| 膝过度伸展 | 大腿下垫枕使小腿微屈 |
| 足跖屈或垂足 | 用足板和枕支持使足背屈 |

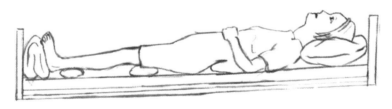

图 10-5　仰卧位常见问题的预防方法

### (二)俯卧位

俯卧位时,病人容易发生的问题和预防方法见表 10-3、图 10-6。

表 10-3　俯卧位易发生的问题和预防方法

| 容易发生的问题 | 预防方法 |
| --- | --- |
| 头屈曲或过伸 | 头下垫枕,高度适当 |
| 脊柱腰曲过伸 | 腹部膈肌下方垫枕 |
| 胸部受压呼吸困难 | 腹部膈肌下方垫枕 |
| 足跖屈 | 微屈小腿,小腿下垫枕,抬高足部,使足趾离开床面 |

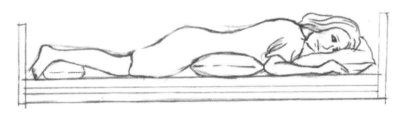

图 10-6 俯卧位常见问题的预防方法

（三）侧卧位

侧卧位时，病人容易发生的问题和预防方法见表 10-4、图 10-7。

表 10-4 侧卧位易发生的问题和预防方法

| 容易发生的问题 | 预防方法 |
| --- | --- |
| 头侧屈胸锁乳突肌疲劳 | 头下垫枕（高度应适当） |
| 肩胛骨内旋内收继之功能障碍 | 臂下垫枕 |
| 大腿内收内旋继之功能障碍 | 大腿小腿下垫枕 |

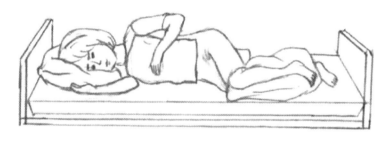

图 10-7 侧卧位常见问题的预防方法

（四）半俯卧位

半俯卧位时，病人容易发生的问题和预防方法见表 10-5、图 10-8。

表 10-5 半俯卧位易发生的问题和预防方法

| 容易发生的问题 | 预防方法 |
| --- | --- |
| 头颈侧屈 | 用枕头支撑头维持适宜位置 |
| 肩、臂内旋压迫胸部影响呼吸 | 臂下垫枕 |
| 髋和小腿内旋、内收 | 小腿下垫枕 |
| 垂足 | 沙袋支撑使足背屈 |

（五）半坐卧位

半坐卧位时，病人容易发生的问题和预防方法见表 10-6、图 10-9。

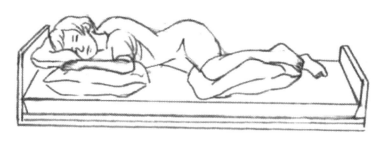

图 10-8    半俯卧位常见问题的预防方法

表 10-6    半坐卧位易发生的问题和预防方法

| 容易发生的问题 | 预防方法 |
| --- | --- |
| 脊柱腰曲后凸 | 腰部垫枕,另一枕支持肩胛、背上部和头部 |
| 膝过度伸展 | 大腿下垫枕以屈膝 |
| 髋外旋 | 大腿外侧垫枕 |
| 足跖屈 | 用足板支持使足背屈 |
| 肩部肌过度疲劳,可能发生肩关节脱位 | 手臂不能活动者用枕支持臂和手 |
| 手臂肿胀伴有弛缓性麻痹 | 同上 |
| 手腕屈曲挛缩 | 同上 |

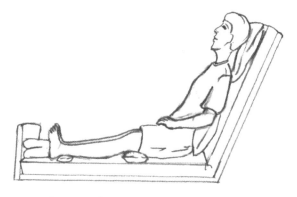

图 10-9    半坐卧位常见问题的预防方法

**知识链接** ------------------------------------•

## 体位性神经损伤

体位性神经损伤包括:①体位改变:当人体的肢体或身体的某一部位在外力的作用下,产生突然、过度的位置变化时,周围神经可因过分牵拉而损伤。②压迫:某些神经位置较浅,如尺神经、腓总神经等直接位于皮下,若该部位因卧床等遭受长时间、过度压迫,则会造成神经血运障碍而损伤。

小　结

　　功能位是指能使肢体发挥最大功能的位置,当关节损伤不能完全恢复其活动范围时,应将关节摆放在功能位,以尽可能地保留其功能。

　　长时间地保持不适当的体位可能会导致肢体或脏器的损伤,因此,当病人不得不长时间保持某种体位时,应积极预防其损伤。

能力检测

1. 全身主要关节的功能位分别是什么?
2. 常见的卧位及其预防损伤的方式有哪些?

（陈宇清　张海玲）

扫码看答案

# 参考文献

Cankao Wenxian

[1] 邹锦慧,洪乐鹏,岳应权.人体解剖学[M].5 版.北京:科学出版社,2016.

[2] 邹锦慧,张雨生.人体形态结构[M].2 版.北京:人民卫生出版社,2017.

[3] 张晓春.护理应用解剖学[M].北京:高等教育出版社,2015.

[4] 刘桂萍.护理应用解剖学[M].北京:人民卫生出版社,2014.

[5] 朱晓红.护理应用解剖学[M].合肥:安徽大学出版社,2015.

[6] 邹锦慧.正常人体结构[M].北京:人民卫生出版社,2013.

[7] 李小萍.基础护理学[M].北京:人民卫生出版社,2011.

[8] 彭裕文.局部解剖学[M].北京:人民卫生出版社,2006.

[9] 叶茂盛,邹锦慧.人体形态实验技术[M].武汉:华中科技大学出版社, 2013.

[10] 曾园山.组织学与胚胎学[M].2 版.北京:人民卫生出版社,2008.

[11] 海向军,何烨.护理应用解剖学[M].兰州:兰州大学出版社,2012.

[12] 柏树令.系统解剖学[M].7 版.北京:人民卫生出版社,2008.

[13] 郭光文.人体解剖图谱[M].2 版.北京:人民卫生出版社,1986.

[14] 徐淑秀,谢晖.护理学操作技术图解[M].北京.人民卫生出版社,2011.

[15] 丁文龙,华佳.临床应用解剖学:病例讨论及分析[M].北京:人民卫生出版社,2011.

[16] 苏海茜.护理解剖学[M].北京:北京大学医学出版社,2005.

[17] 邹仲之.组织学与胚胎学[M].7 版.北京:人民卫生出版社,2008.

[18] 张春舫,任景坤.护士岗位技能训练 50 项考评指导[M].北京:人民军医出版社,2010.

[19] 王建荣,张稚君.基本护理技术操作规程与图解[M].北京:人民军医出版社,2008.